Charlotte Debeugny

Comment j'ai décroché du sucre

W0339600

MARABOUT

Comment j'ai décroché du sucre

SOMMAIRE

Introduction

« Le sucre, le plus petit des grands plaisirs ! » : tel était le slogan d'une cette vieille publicité avec l'effet domino des morceaux de sucre… Depuis, quelque chose a changé au pays des douceurs !

De rare à omniprésent

Il n'y a pas si longtemps que cela, le sucre était un produit de luxe, consommé uniquement lors d'occasions spéciales comme les fêtes religieuses, les anniversaires, les mariages…

Le sucre est ensuite devenu un produit beaucoup plus facile à se procurer et beaucoup moins cher. Il est devenu la solution à tous les maux de la vie moderne. Un coup de fatigue ? Un peu de sucre nous redonne de l'énergie. Un pic de stress ? Du sucre nous fera nous sentir mieux. Un coup de blues ? Une friandise sucrée nous rendra la pêche.

Ce qui était un plaisir des grands jours est devenu un ingrédient que l'on consomme désormais de façon quasi constante, sans qu'il y ait eu de réflexion sur l'impact de ce phénomène sur la santé publique.

On entend encore aujourd'hui que c'est le **sucre** qui fournit l'énergie à notre corps. Non, c'est le **glucose** – un composant simple du sucre – qui fournit cette énergie, et on peut le trouver dans de nombreux aliments. Ce dont notre corps n'a vraiment pas besoin, c'est de cette montagne de sucres ajoutés (c'est-à-dire des sucres qui ont été rajoutés dans les aliments et les boissons) que l'on trouve désormais dans notre alimentation quotidienne.

Le sucre : le plus petit des grands dangers ?

Des statistiques récentes indiquent qu'en Europe, un adulte consomme en moyenne 12,5 % de ses calories quotidiennes sous forme de **sucres ajoutés**. Cela équivaudrait à **15 cuillerées à café de sucre en poudre par jour**.

Oui, vous avez bien lu… par jour ! Au niveau mondial, la consommation de sucre a augmenté de 5 cuillères à café par jour lors des 35 dernières années. Le nombre de personnes en état de surpoids et d'obésité a curieusement lui aussi augmenté…

De plus en plus d'études établissent un lien non seulement entre la consommation de sucre et l'apparition des caries, mais aussi entre celle-ci et le gain de poids, le diabète voire certains cancers.

L'heure a sonné, il est grand temps de regarder en détail notre consommation de sucre et de nous poser les bonnes questions !

Certes, nous avons besoin de glucose pour produire notre énergie corporelle. Nous pouvons le trouver dans les céréales, les légumes et les fruits, il n'est donc pas nécessaire de le rechercher sous forme de sucres ajoutés.

Où se trouvent donc tous ces sucres en trop ? Là où on s'attend à les trouver :

- les gâteaux ;
- les biscuits ;
- les bonbons ;
- les boissons ;
- les chocolats ;

- les pâtisseries.

Mais aussi là où on les attend moins :

- les paquets de céréales ;
- les plats cuisinés ;
- les sauces.

Vous pensez que le sirop d'agave ou le miel sont des options plus saines ? Détrompez-vous. Le sucre reste du sucre quelle que soit sa forme, et même si le miel et les sirops naturels ont une meilleure réputation concernant leur effet sur la santé, c'est toujours du sucre !

Et ce n'est pas tout : non seulement notre consommation de sucres ajoutés augmente, mais celle de sucres naturels aussi. Les jus de fruits, même s'ils ne contiennent pas de sucres ajoutés sont toujours très riches en sucres naturels.

Le saviez-vous ?

Un verre de 200 ml de jus de pomme contient 20 g de sucre naturel, soit la même quantité que dans un verre de Cola ?

Alors, que faut-il faire ?

Tout simplement apprendre à réduire notre désir de « sucreries » et diminuer considérablement notre consommation de sucre.

Je vous entends protester : le sucre est-il vraiment si mauvais que cela ?

Le sucre en tant que tel est un aliment comme les autres, et on ne va pas le diaboliser. D'ailleurs, avez-vous remarqué que ce qui est interdit ou nocif nous fait toujours envie ? Le sucre, c'est un peu un *bad boy*, on sait qu'il est mauvais pour nous, mais on est un peu *addict* !

Cherchons plutôt la bonne approche pour nous en séparer en douceur. Le sucre n'est pas un ingrédient essentiel pour notre vie quotidienne. Et chacun peut, s'il le souhaite, concentrer son alimentation sur les aliments naturels riches en nutriments. Théoriquement, il suffit d'éviter les sucres ajoutés et de limiter le sucre naturel, mais bon… Le tout est de le faire de manière équilibrée pour garder la forme, plutôt que sous un mode punitif en nous privant de tout ce que l'on aime.

Le programme

Ce livre sera votre ange gardien face aux tentations du sucre… Avec, au programme, ces ingrédients :

- comprendre ;
- se motiver ;
- être autonome ;
- changer.

Et encore deux ingrédients indispensables :

- rester gourmand…
- …et dédramatiser votre love story avec le sucre !

Le programme vous permettra de cibler les **cinq objectifs bien-être** qui vont transformer votre vie quand vous aurez dit adieu au sucre :

- la minceur ;
- la santé ;
- la beauté à tout âge ;
- la joie de vivre et un bon moral ;
- la gourmandise.

Vous allez ensuite apprendre à devenir le Sherlock Holmes du sucre, capable de **détecter et reconnaître toutes les formes de sucre** :

- les sucres ajoutés ;
- les sucres naturels ;
- les autres sucres.

Vous trouverez plein d'idées, de conseils pratiques pour adopter un mode de vie libéré de l'addiction au sucre. Si vous avez des enfants, vous allez aussi apprécier notre section avec plein d'idées pour eux. Je vous propose aussi **une semaine de menus détox du sucre** pour toute la famille, qui vous permettra un sevrage efficace et durable, ainsi que **mes recettes faciles et rapides, à la fois bonnes pour la santé**, avec une teneur très basse en sucre, **et bonnes pour les papilles** !

Et pour les phases de « Je n'y arrive pas » (tout le monde passe par là à un moment ou à un autre), des **astuces pour gérer les situations délicates** et vous permettre de maintenir le cap et d'établir une relation saine avec le sucre.

Alors, on y va ? Prenez un thé ou un café (sans sucre) et préparez-vous à changer votre mode de vie !

1

Le sucre, la santé et le bien-être

Le sucre est-il un aliment naturel nécessaire pour notre santé et notre bien-être ? Il est grand temps de rétablir certaines vérités !

UNE PETITE HISTOIRE DU SUCRE

L'être humain est programmé pour rechercher ce qui est sucré. À l'époque préhistorique, un goût sucré indiquait que l'aliment n'était pas empoisonné... En revanche, la nature n'a pas prévu que l'être humain parviendrait du sucre par wagons entiers. Car si le sucre est un aliment naturel, il n'est pas indispensable à notre santé et à notre bien-être dans les quantités que nous consommons aujourd'hui.

Comment en sommes-nous arrivés là ?

Il y a eu un temps, pas si lointain, où l'ennemi n° 1 était le cholestérol, et où l'on incitait les gens à consommer moins de graisses et à les remplacer par autre chose comme... les sucres.

Cette théorie reposait sur le fait que les matières grasses contiennent deux fois plus de calories que les protéines et les glucides, et donc qu'un régime riche en graisses faisait prendre du poids : « Les graisses rendent gras. » Les régimes à faible teneur en graisses étaient nés et tout le monde était incité à consommer davantage de glucides et de sucres.

Mais comme on retirait les matières grasses, il a fallu les remplacer par quelque chose, pour que les aliments aient toujours du goût et une

Combien de calories ?

Protéines: 4 calories/gramme.
Sucres: 4 calories/gramme.
Graisses: 9 calories/gramme.
Alcool: 7 calories/gramme.

texture agréable. Et devinez quoi ? L'option la moins chère a été de rajouter du sucre. **Un produit à faible teneur en gras n'est donc pas nécessairement un produit à faible teneur en sucre.**

La fin de notre histoire est que nous n'avons jamais consommé autant de sucre qu'aujourd'hui.

Si les « bonnes graisses » sont, dans des quantités raisonnables, essentielles pour notre santé, **les sucres ajoutés n'ont en revanche, quelles que soient leur forme ou leur quantité, aucun impact positif sur notre santé**.

Nous savons aujourd'hui que la consommation excessive de sucre est liée à de nombreux problèmes de santé, dans une proportion plus grande que la consommation de graisses.

À l'opposé, supprimer ces sucres « en trop » nous permettra d'atteindre 5 grands objectifs bien-être : la silhouette de vos rêves, une santé préservée, une beauté détoxifiée, un moral au top et une gourmandise réinventée.

OBJECTIF SILHOUETTE

Éviter les sucres ajoutés est le moyen le plus simple et le plus rapide pour contrôler votre poids. Ne succombez pas à la mode des régimes forts en protéines, qui sont même dangereux !

L'insuline et le stockage des graisses

Que se passe-t-il lorsque nous mangeons des sucres ? On ne peut pas éviter ici une petite leçon de chimie pour comprendre vraiment l'impact du sucre sur le poids...

Les sucres appartiennent à la famille des glucides. Lorsque nous mangeons du sucre, il se décompose, très rapidement, en trois composants de base qui passent dans notre sang. Ces trois composants sont le **glucose**, le **galactose** et le **fructose**.

• le sucre de table, ou saccharose, est composé à la fois de molécules de **glucose** et de **fructose** ;
• le lactose, qui est le sucre naturel présent dans le lait, est composé de **glucose** et de **galactose**.

On utilise principalement le glucose pour fournir de l'énergie aux cellules de notre corps. Le galactose et le fructose peuvent être convertis en glucose si besoin. Sinon, on les utilise pour renforcer les cellules ou le stockage « en direct ».

Glucose, galactose et fructose sont donc transportés vers nos organes et les cellules de notre corps. Ce qui se passe ensuite est un peu comme dans une gare de triage.

Le chef de gare, c'est le **pancréas**, qui décide quoi faire de tout ce sucre. Sa mission, c'est de contrôler le niveau de sucre dans le sang. Il a le choix, en fonction des besoins de l'organisme :

• soit une utilisation immédiate ;
• soit le stockage, pour une utilisation ultérieure.

Lorsqu'il trouve qu'il y a tout d'un coup trop de sucre dans le sang, le pancréas suscite la sécrétion d'une hormone, l'insuline. Celle-ci va déclencher le stockage du sucre dans nos cellules.

Les aliments sucrés sont comme un supercarburant que le corps stocke (malheureusement!) trop et très facilement.

Le problème, c'est la rapidité avec laquelle les molécules de sucre pénètrent notre système sanguin. Quand nous absorbons des aliments sucrés, il arrive tout d'un coup à notre corps plus de sucre que ce qui correspond à nos besoins immédiats. La partie destinée au stockage est donc importante et la sécrétion d'insuline va être très forte.

Et là, c'est le début des problèmes de matériel et des erreurs d'aiguillage !

Les trois erreurs d'aiguillage

• **Plus nous faisons travailler notre insuline, plus nous «musclons» nos capacités de stockage...** Nous allons donc accumuler de plus en plus vite dans nos cellules tous ces sucres qui n'auront pas été utilisés immédiatement par l'organisme. Et donc prendre du poids.

• **Lorsqu'il veut «régler» un pic de sucre dans le sang, le pancréas déclenche une libération massive d'insuline pour le faire baisser.** Ce phénomène peut parfois être brutal, car l'arrivée de sucre a été très soudaine. Contrecoup, il va retirer trop de sucre du flux sanguin... Paradoxalement, on se retrouve alors avec un niveau de sucre trop bas dans le sang et... une forte envie de manger une sucrerie ou un gâteau pour compenser! Ce sont les petites faims et les grosses fringales que l'on ressent entre les repas, en milieu de matinée ou d'après-midi, ou tard le soir...

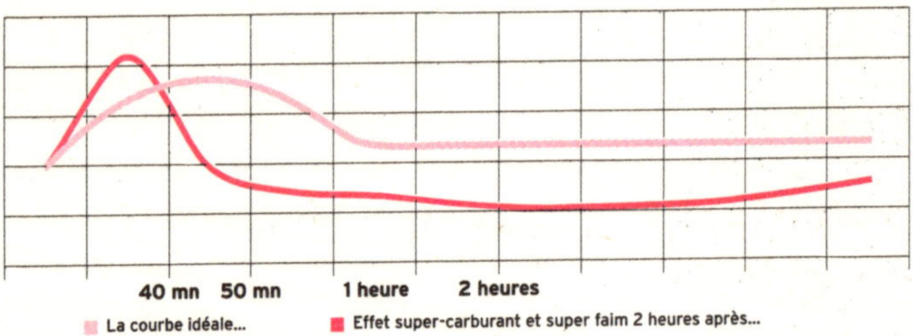

• **Le sucre détruit vos «détecteurs» de faim!** Un niveau élevé d'insuline interfère avec le fonctionnement de la leptine, une hormone impliquée dans la régulation de l'appétit et le stockage des graisses. Manger trop de sucre perturbe la capacité de votre corps à réguler correctement sa présence dans le sang. Et les sucres sont digérés si vite que le système digestif n'a pas le temps de communiquer au cerveau qu'il a assez mangé. Ce qui vous donne envie de manger plus... et trop par rapport à vos besoins corporels. Vous ne savez plus trop si vous avez faim et vous risquez alors de prendre du poids...

OBJECTIF SANTÉ

« Je suis mince donc je n'ai pas à me soucier de ma consommation de sucre ! » diront certains. Vous arrivez peut-être à consommer beaucoup de sucre sans qu'il y ait d'impact sur votre poids, mais regardons un peu ce qui se passe à l'intérieur de votre corps !

Beaucoup d'entre nous sont obsédés par le poids, alors que ce dernier n'est qu'un indicateur parmi d'autres de notre état de santé. En effet, **même sans effet sur notre silhouette, le sucre est dangereux pour la santé**, quels que soient notre âge, notre poids ou notre apparence physique. Consommé en excès, il nous expose davantage au risque de diabète et aux maladies cardiaques. Une étude a démontré que le risque de diabète augmente de 1,1 % pour une personne qui absorbe chaque jour 150 calories de plus lorsque celles-ci proviennent du sucre.

TENDANCE LOURDE !

Même si votre poids se situe dans une fourchette saine, trop de sucre va nuire à votre santé à long terme.

L'insuline et le coup de fatigue des cellules

Face à des apports constants et élevés en sucre, le pancréas va « fatiguer » et sa capacité à produire de l'insuline va diminuer.

Par ailleurs, nos cellules se « fatiguent » et ne répondent plus très bien à l'insuline : c'est ce qu'on appelle la « résistance à l'insuline », une maladie à part entière.

Le niveau de sucre dans le sang est donc de moins en moins bien régulé et le risque de développer un diabète de type 2 s'accroît.

Le fructose et cette vicieuse graisse viscérale

La consommation excessive de fructose est souvent associée à l'augmentation de la quantité de graisse viscérale, à ne pas confondre avec la graisse sous-cutanée : il s'agit de la graisse stockée autour de notre abdomen et des organes internes importants comme le foie, les reins et le cœur.

Des niveaux élevés de ce type de graisse sont très mauvais : ils facilitent les inflammations qui endommagent les cellules et organes du corps – on pense par exemple à l'arthrite, à la tension et aux troubles du système digestif...

Par ailleurs, le fructose, lorsqu'il est consommé en grandes quantités, est transformé par le foie en un type de graisses nommées « triglycérides ». Or, des niveaux élevés de triglycérides sont associés à un risque accru de maladie cardio-vasculaire...

L'excès de sucre (et en particulier de fructose) accroît le risque de diabète et de maladie cardio-vasculaire, que l'on soit ou non en surpoids.

Le diabète tue

Le diabète est un trouble de l'assimilation, de l'utilisation et du stockage des sucres apportés par l'alimentation. Le diabète de type 2 apparaît en général chez des personnes d'un certain âge et/ou en situation de surpoids à cause de leur alimentation.
Selon l'OMS, 425 millions de personnes étaient atteintes de diabète de type 2 dans le monde et le chiffre pourrait atteindre 629 millions en 2045. Le diabète est considéré comme la quatrième cause de mortalité dans le monde.

Pomme ou poire ?

Si votre tour de taille est de plus de 80 cm pour les femmes et de plus de 94 cm pour les hommes, vous risquez davantage de problèmes de santé, parce que votre graisse est stockée sous forme de graisse viscérale. La génétique et les hormones jouent aussi un rôle dans notre façon de stocker les graisses.

Ceux qui stockent les graisses selon une forme de « pomme » ont tendance à avoir les bras et les jambes naturellement minces, mais une largeur de taille plus grande et des niveaux plus élevés de graisse viscérale.

Ceux qui stockent les graisses selon une forme de « poire » ont tendance à avoir un fessier et des jambes plus larges, et des niveaux beaucoup plus faibles de graisse viscérale.

La graisse viscérale est plus facile à perdre que la graisse située dans le bas du corps. Si cette situation peut se révéler très frustrante pour les personnes qui stockent les graisses dans le bas du corps, elles peuvent se consoler : ce type de graisse, particulièrement résistante aux régimes, n'est pas en soi la cause de problèmes de santé. Par conséquent, si vous êtes dans cette situation, apprenez à arborer vos courbes avec fierté !

Les hommes et les femmes ne sont pas forcément égaux par rapport au stockage des graisses.

Pour les hommes, la testostérone va faciliter l'apparition de la « brioche » car elle encourage le stockage autour du ventre.

Pour les femmes après la ménopause, si elles ne surveillent pas leur alimentation, la tendance sera de prendre une forme à mi-chemin entre pomme et poire que l'on pourra appeler la forme du tonneau.

Sucre et cancer?

Voilà un sujet très controversé... Le sucre peut-il être une cause directe de cancer? Les choses ne sont pas tranchées.

Ce que nous savons en revanche, c'est qu'une consommation excessive de sucre peut déclencher une inflammation soit directement, soit indirectement du fait de l'augmentation des niveaux de graisse viscérale ou de l'effet induit de résistance à l'insuline. Et ces inflammations sont quant à elles bien associées à un risque accru de cancer.

Sucre et maladies neurodégénératives?

Sans vouloir ici vous rendre insomniaque à la pensée de cette énorme gaufre au sucre que vous avez mangée pour le goûter, il faut quand même garder en tête que des études récentes ont ici aussi montré l'association entre les inflammations qui peuvent être causées par la consommation de sucres et le risque accru de maladies neurodégénératives.

OBJECTIF BEAUTÉ

Les arguments en faveur d'une réduction du sucre pour préserver ou améliorer votre santé ne vous ont pas encore complètement convaincu? En voici d'autres, plus légers mais tout aussi importants!

Un beau sourire

Seulement 35 % des Français de plus de 18 ans ont encore toutes leurs dents naturelles...

Voulez-vous des vraies dents blanches et brillantes? Ou préférez-vous vous retenir de sourire pour cacher des dents jaunes, voire pire? La question ne se pose pas, n'est-ce pas?

Le sucre est un allié précieux des bactéries, car il leur permet de se fixer sur nos dents avant de s'attaquer à leur émail. Et ces bactéries ne sont pas difficiles, elles aiment tous les sucres et ne font pas de distinction entre sucres naturels et ajoutés. À vous d'en tirer les conclusions...

Une peau durablement jeune

La beauté se situe bien en dessous du niveau de la peau. Manger moins de sucre vous fera vous sentir plus jeune à tout point de vue sans avoir besoin de recourir à des crèmes coûteuses ou à la chirurgie plastique. Motivant, non?

Quand il y a trop de sucre dans le sang, les molécules de sucre commencent à s'accrocher à d'autres substances pour former ce que l'on appelle en français les « produits de glycation avancée » et en anglais des *Advanced Glycation End Products* ou des AGE (ça porte bien son nom!). En surface, les molécules de sucre se collent aux fibres de collagène et aux cellules de la peau, ce qui lui fait perdre son élasticité et fait apparaître les rides.

Ces AGE n'affectent pas seulement votre peau, ils peuvent également s'accumuler dans les articulations, les muscles et les artères... Donc pour avoir une belle peau et être bien dans votre peau, vous savez maintenant quoi faire! La fontaine de Jouvence est sans sucre!

OBJECTIF BONHEUR

Avouez que vous ne vous attendiez pas à cette équation: **moins de sucre = plus de bonheur**. Et pourtant c'est vrai!

Dans le cirage?

Vous vous réveillez souvent à moitié et restez dans le cirage toute la journée? Vous ressentez souvent des coups de pompe brutaux dans la journée?

Eh bien, figurez-vous qu'éviter le sucre vous fera vous sentir aussi vif qu'Einstein !

Les chutes brutales du niveau d'énergie sont causées par l'effet yoyo mentionné plus haut : tout d'un coup trop de sucre dans le sang, puis très vite… plus assez.

Toutes les études concordent : un taux de sucre trop faible dans le sang va causer de la fatigue, de l'irritabilité et un manque de concentration… Cela vous rappelle quelque chose ?

La dépendance ou pourquoi il est si difficile de résister au sucre

Le sucre est-il une drogue ? C'est là aussi un grand sujet de débat, mais des recherches récentes ont indiqué que la dépendance au sucre était une réalité.

Lorsque nous mangeons un gâteau au chocolat par exemple, les récepteurs de goût sucré sur la langue transmettent l'information au cerveau, qui analyse ce goût. Le cerveau active alors son « système de récompense » et augmente notre taux de dopamine, le neurotransmetteur du plaisir…

Le sucre contribue indirectement à augmenter notre taux de sérotonine, un neurotransmetteur qui met de bonne humeur. Pourquoi est-ce un problème ? Parce que manger du sucre ne règle pas les problèmes de la vie quotidienne à votre place, et cela vous fait développer de mauvaises habitudes alimentaires. Voire vous rendre dépendant : un cycle vicieux !

Le problème est que le système de récompense passe rapidement en surchauffe. Il lui faut de plus en plus de sucre pour obtenir le même effet, ce qui conduit à des envies de plus en plus fréquentes et, au final, à une vraie dépendance.

Comment vous sentez-vous si vous n'absorbez pas votre dose de sucre ? Grincheux, fatigué, irritable et vulnérable ? Vous êtes sans doute *addict* au sucre.

TENDANCE

Limiter le sucre est la solution pour toujours avoir les idées claires et un bon niveau d'énergie.

Manger des aliments nouveaux et différents permet aussi d'augmenter vos niveaux de dopamine sans effets d'accoutumance. Je vous recommande de varier vos repas et les aliments autant que possible pour optimiser vos niveaux de dopamine sans avoir recours au sucre !

OBJECTIF GOÛT

Appréciez-vous vraiment ce que vous mangez ? Savourez-vous les textures et les goûts avec un palais d'expert ?

Les papilles gustatives sont des organes sensoriels qui nous permettent de ressentir les différents goûts en envoyant des messages au cerveau. Le sucre est utile pour atténuer les saveurs trop extrêmes et améliorer le goût, mais trop de sucre affecte nos papilles et émousse leur sensibilité.

Cela signifie que nous devons manger de plus en plus de sucre pour être réellement en mesure d'en ressentir le goût… Pire : cela génère aussi une diminution de la sensibilité pour tous les goûts en général.

TENDANCE

Adopter les plats « vraiment bons » du programme vous fera mieux apprécier les saveurs de vos plats, tout en vous rendant moins susceptible de céder aux petites faims.

La bonne nouvelle, c'est que les papilles gustatives sont constamment remplacées (toutes les 2 semaines). Donc, si vous réduisez votre consommation de sucre, vous serez rapidement mieux capable d'apprécier ce que vous mangez.

Fiche pratique

Quiz: êtes-vous accro au sucre?

1. Quand vous vous réveillez le matin:

A. Vous vous sentez fatigué et vulnérable, vous allez directement à la cuisine pour prendre votre café habituel avec 3 sucres et un pain au chocolat.
B. Vous vous sentez en forme et passez par la cuisine pour prendre un bon petit déjeuner à base de céréales et de pain grillé.
C. Vous sautez hors du lit pour aller boire un verre d'eau chaude avec du jus de citron pour vous purifier.

2. En milieu de matinée, au travail, vous vous sentez un peu fatigué:

A. Vous allez immédiatement au distributeur automatique pour prendre un café bien sucré et une barre de chocolat.
B. Vous prenez la barre de céréales et la pomme que vous aviez emportées ce matin.
C. Vous attendez 5 minutes pour prendre le temps de confirmer que ce que vous ressentez est bien un sentiment de faim et non une envie liée à autre chose. Après avoir confirmé qu'il s'agit bien d'une «vraie» faim, vous mangez une poignée d'amandes germées.

3. À l'heure du déjeuner:

A. Vous vous rendez à la boulangerie pour acheter un sandwich et une pâtisserie, avec aussi quelques bonbons pour la route.
B. Vous déballez votre salade maison, que vous accompagnez d'un grand verre de jus de fruits et d'une barre de céréales.

C. Vous appréciez d'avoir suffisamment mangé après avoir pris un smoothie vert avec des lentilles et du tofu.

4. C'est le milieu de l'après-midi, et vous venez d'avoir une réunion tendue avec votre patron:

A. Vous vous rendez rageusement au distributeur automatique et vous avalez deux barres de chocolat et un paquet de bonbons.
B. Vous mordez sauvagement dans une pomme et vous avalez un yaourt allégé pour apaiser votre colère.
C. Vous allez dans un lieu calme pour respirer profondément 10 minutes et méditez sur ce qui vient de se passer, afin de restaurer votre paix intérieure.

5. Vous êtes sur le chemin de la maison après une longue journée, et vous découvrez en arrivant à la gare que le prochain train est dans deux heures:

A. Vous vous dirigez tout droit vers une boutique de la gare pour vous procurer une boisson gazeuse sucrée et un paquet de biscuits, afin de ne pas tomber d'inanition avant d'arriver à la maison.
B. Vous allez dans un café prendre un cappuccino au caramel au lait écrémé et un muffin allégé.
C. Vous allez dans un magasin de chaussures pour acheter une paire de baskets et rentrer chez vous à pieds.

6. Surprise! Lorsque vous rentrez à la maison, votre compagnon vous a préparé un festin avec entrée, plat et dessert accompagné avec du champagne (si, si!)

A. Vous êtes ravi: après tout, vous n'aviez pas mangé grand-chose aujourd'hui.
B. Vous dînez en vous sentant un peu coupable. Vous vous promettez que vous mangerez moins le lendemain.
C. Vous fondez en larmes face à cette volonté de vous faire absorber toute cette graisse et tout ce sucre, à cette incompréhension de qui vous êtes en profondeur, et vous allez vous enfermer dans votre chambre.

7. Vous allez vous coucher en fin de soirée:

A. Vous n'allez jamais au lit sans un petit carré de chocolat!
B. Vous vous sentez coupable d'avoir trop mangé aujourd'hui et vous êtes déterminé à manger moins le lendemain.
C. Vous vous couchez très satisfait. Vous avez réussi à respecter

strictement votre régime alimentaire et vous entendez bien faire la même chose le lendemain.

Résultats

Essentiellement des réponses A

Vous gagnez la palme de la dépendance au sucre. Vous ne pouvez pas passer la journée sans une collation sucrée, vous vous sentez rapidement irritable et fatigué si vous restez trop longtemps sans manger. Ce livre est le guide parfait pour vous. Nous vous suggérons de commencer à vous sevrer tout doucement du sucre en suivant les conseils du chapitre 3, qui explique comment revoir la façon de faire les courses et de préparer les repas. Vous serez surpris de voir à quel point vous vous sentirez mieux en évitant les sucres ajoutés !

Essentiellement des réponses B

Vous essayez tant bien que mal de suivre un régime alimentaire sain. Pourtant beaucoup de vos aliments, même s'ils sont étiquetés et mis en avant comme « sains » sont en réalité remplis de sucres cachés. Vous trouverez le chapitre 2 particulièrement utile. Il vous permettra de bien identifier les sucres. Apprenez à ne pas culpabiliser, il n'y a pas d'aliment mauvais en soi, il s'agit juste de trouver un équilibre. Vous pouvez essayer notre menu détox pendant une semaine pour vous lancer dans votre nouvelle vie, sans sucres ajoutés.

Essentiellement des réponses C

Eh bien, vous gagnez la palme du régime sans sucre. Chapeau bas ! En revanche, il faut tout de même prendre garde à ne pas devenir fanatique. La volonté est comme un muscle, elle doit aussi avoir des moments de repos pour être exercée efficacement sur la durée. Essayez de ne pas être trop rigide et tâchez de profiter de certaines des recettes et des plans de menu de ce livre.

Boire de l'eau chaude et du jus de citron (question 1, réponse C) peut endommager vos dents, car le jus de citron est très acide. Essayez de boire avec une paille ou aromatisez plutôt votre eau avec des feuilles de menthe.

2

Reconnaître et démasquer les sucres

Les sucres ajoutés, les sucres naturels, les sucres sains : on s'y perd un peu ! Ce chapitre vous aidera à devenir un expert dans la détection des sucres, et particulièrement des sucres cachés.

COMMENT FAIRE LE TRI ?

Ce n'est pas toujours simple, même pour un nutritionniste ! La quantité de sucre affichée sur les étiquettes représente la quantité *totale* de sucre contenue dans chaque aliment. Cela inclut les sucres naturellement présents dans les aliments et ceux ajoutés par le fabricant.

Le sucre dans son ensemble

En comptant tout, quelle **quantité totale de sucre** devrions-nous manger par jour ? En Europe, on recommande généralement 90 g pour les femmes. Cela équivaut à 360 calories : environ **18 % de notre consommation quotidienne**.

Cette quantité totale de sucre de 90 g par jour pour les femmes – et de 120 g pour les hommes – est une recommandation élaborée après consultation des gouvernements de plusieurs pays européens, de représentants de l'industrie agroalimentaire, de groupes de consommateurs, et en se basant sur les derniers travaux de recherche.

Les sucres ajoutés

Quelle quantité de **sucres ajoutés** devrions-nous manger ? Pour l'instant, la recommandation générale est de limiter les sucres ajoutés à 10 % de l'**apport énergétique total**. Cela vous semble facile ? Attendez la suite.

Suite aux études sur les implications du sucre dans les problèmes dentaires, de poids et de santé en général, l'Organisation mondiale de la santé (OMS) a publié en 2015 une directive recommandant de

Quantité de sucre totale

=

sucres présents naturellement dans les aliments
(fruits et produits laitiers)

+

sucres ajoutés
(sucres ajoutés aux boissons et aliments, miel, sirops, jus et concentrés de fruits…)

réduire la proportion des sucres ajoutés à **5 % de l'apport énergétique total**, une réduction de 50 %. Comme le sucre ne contient pas d'éléments nutritifs en dehors de l'énergie qu'il apporte immédiatement, réduire notre consommation de sucres ajoutés à 100 ou 125 calories par jour nous aide aussi à mieux gérer notre poids.

Dans sa dernière directive sur la consommation de sucre (2015), l'OMS propose une limitation de la consommation de sucres ajoutés (dits « libres »), dans un sens élargi, en incluant certains sucres naturels : « Les sucres libres incluent les monosaccharides et disaccharides ajoutés aux aliments par le fabricant, le cuisinier ou le consommateur, ainsi que les sucres naturellement présents dans le miel, les sirops, les jus de fruits et les concentrés de jus de fruits. » C'est cette définition des sucres ajoutés que nous retiendrons dans la suite de ce livre.

Femmes

Apport en calories/jour	Dont sucres	Dont sucres non ajoutés	Sucres ajoutés
2 000	360 cal. = 90 g = 22 c. à c.	260 cal.* = 65 g = 16 c. à c.	100 cal.** = 25 g = 6 c. à c.

Hommes

Apport en calories/jour	Dont sucres	Dont sucres non ajoutés	Sucres ajoutés
2 500	450 cal. = 120 g = 30 c. à c.	325 cal. = 85 g = 21 c. à c.	125 cal.** = 35 g = 7 à 8 c. à c.

* Ce chiffre représente 13 % de l'apport quotidien en calories.
** Ce chiffre représente 5 % de l'apport quotidien en calories.

Le tableau ci-dessus vous indique la quantité totale de sucre, de sucre intrinsèque et de sucres ajoutés recommandés par jour. Avec ce que cela représente en calories, en grammes, et en cuillères à café.

1 cuillerée à café de sucre = 4 g = 16 calories

Et les enfants? La recommandation de réduire les niveaux de sucres ajoutés à 5 % des apports nutritionnels conseillés (ANC) est la même que pour les adultes. Une statistique hallucinante : nos adolescents mangent en général 16 % de leur ANC sous forme de sucrés ajoutés… Aïe, aïe, aïe !

Cela vous choque ? Au chapitre 6, vous trouverez plus d'informations et surtout de nombreuses astuces pour diminuer le sucre consommé par nos petits choux…

Fiche pratique

Calculez votre apport quotidien en sucres ajoutés

Les tableaux qui suivent ne prennent en compte que les aliments contenant des sucres ajoutés. Notez la quantité consommée dans la colonne de droite (ne notez rien si vous n'avez pas mangé l'aliment cité), puis faites le total pour chaque catégorie d'aliments. Pour finir, totalisez dans le tableau page 42 tous les sucres ajoutés consommés dans la journée, puis lisez l'interprétation des résultats (p. 42-43). Pour obtenir une estimation plus fiable, n'hésitez pas à faire le test sur une semaine et à faire une moyenne.

Boissons

	Sucres ajoutés par portion*	Votre consommation
Thé, café, tisane	1 sucrette = 1 c. à c. de sucre = 4 g	....
Boisson gazeuse (pas light)	25 g	....
Jus de fruits	Un petit verre de 125 ml = 10 g	....
	Total boissons	....

* Ces chiffres sont des moyennes et non des valeurs exactes.

Petit déjeuner

	Sucres ajoutés par portion*	Votre consommation
Céréales commerciales	10 g	....
Yaourt aux fruits	10 g	....
Pain au chocolat	8 g	....
Pain au lait ou brioche	5 g	....
Confiture	2 c. à c. = 6 g	....
Pâte à tartiner au chocolat	15 g = 8 g	....
	Total petit déjeuner	....

Déjeuner

	Sucres ajoutés par portion*	Votre consommation
Plat préparé industriel	5 g	....
Sauce préparée	5 g	....
Dessert préparé	15 g	....
	Total déjeuner	....

Dîner

	Sucres ajoutés par portion*	Votre consommation
Plat préparé industriel	5 g	....
Sauce préparée	5 g	....
Dessert préparé	15 g	....
	Total dîner	....

Grignotages

	Sucres ajoutés par portion*	Votre consommation
2 biscuits	2 g	....
1 barre de céréales «diététique»	10 g	....
1 barre chocolatée (50 g)	25 g	....
20 g de chocolat au lait	10 g	....
20 g de chocolat noir	5 g	....
50 g de bonbons	30 g	....
	Total grignotages	....

Total de sucres ajoutés par jour

Plus de 75 g	Entre 50 g et 75 g	En dessous de 50 g
=	=	=
....	....	....

Résultats

Rouge

Plus de 75 g de sucres ajoutés par jour. Plus de 15 % de votre apport calorique quotidien viennent des sucres ajoutés. Aïe. Il est grand temps de revoir vos habitudes alimentaires, car cette quantité est trop élevée. Rappelez-vous que l'on ne parle pas ici des sucres bien identifiés par vous (le demi-sucre de votre café), mais essentiellement des sucres cachés que vous consommez au cours de la journée. Prenez le temps de lire nos conseils dans les pages qui suivent pour apprendre à déchiffrer les étiquettes alimentaires. Le chapitre 3 vous montrera aussi comment planifier et organiser vos menus et vos achats.

Orange

Entre 50 et 75 g de sucres ajoutés par jour. Entre 10 et 15 % de votre apport calorique quotidien viennent des sucres ajoutés. Vous êtes dans la moyenne. Étudiez votre apport quotidien pour comprendre la provenance de ces sucres ajoutés. Le chapitre 3 vous aidera à réduire votre consommation de sucre et vous trouverez dans les pages qui suivent des informations utiles pour lire les étiquettes alimentaires.

Vert

En dessous de 50 g. Bravo ! Vous êtes aligné sur les recommandations actuelles, mais votre but ultime doit être d'atteindre et de maintenir une consommation de sucres ajoutés à environ 5 % de votre apport calorique quotidien. Vous aimez les défis ? Essayez notre plan de menus détox pour vous lancer.

Questions subsidiaires pour réfléchir

- Dans votre consommation de sucres ajoutés, quelle quantité a été ajoutée par vos soins ?
- Que représente-t-elle, comparée aux sucres ajoutés déjà contenus dans vos aliments ?
- Quels sont vos repas les plus riches en sucres ajoutés ? Pour une grande partie d'entre nous, ce sont les petits déjeuners et le grignotage...

DEVENEZ EXPERT EN DÉTECTION DE SUCRE

Les sucres faciles à identifier : en poudre, en cubes, etc.

Nous les achetons pour la cuisine ou pour les boissons chaudes. Les sucres en poudre, de couleur, aromatisés, le sucre glace, les cassonades... Malgré leurs différences de forme, de couleur, de texture, il n'y a aucune différence nutritionnelle entre un sucre qui provient de la canne à sucre et un autre issu de la betterave à sucre. C'est le mode de fabrication de ces sucres qui détermine leur couleur et leur texture...

Les sucres « naturels »

Je vous entends protester : « Mais le sucre brun, le sucre rapadura, le sirop d'agave et le miel sont bons pour la santé, n'est-ce pas ? » Non ! Il n'y a pas vraiment de sucre bon pour la santé. C'est une erreur que de penser que certains sucres sont nettement meilleurs pour la santé que d'autres. Le sucre est et demeure du sucre !

Le sucre brun est certes moins raffiné et contient certains minéraux, notamment du calcium, du potassium, du fer et du magnésium – le sucre blanc ne contient aucun de ces éléments. Mais puisque ces minéraux ne sont présents qu'en quantités microscopiques, on ne peut vraiment pas utiliser cet argument pour dire que le sucre brun est **bon** pour la santé (voir tableau page ci-contre).

Vous utilisez aussi peut-être du miel et des sirops : sirop d'agave, sirop d'érable, mélasse, ou encore

> **TENDANCE**
>
> Les sucres qui contiennent plus de fructose sont moins susceptibles d'élever les niveaux de sucre dans le sang, car c'est le glucose qui dope le plus nos niveaux de sucre dans le sang.

Pour 100 g	Sucre blanc	Sucre brun	Miel*	Sirop d'agave*
Calories	387	380	304	286
Calcium	1 mg	83 mg (8 %)**	6 mg (1 %)**	0 mg
Potassium	2 mg	133 mg (4 %)**	52 mg (1 %)**	0 mg
Fer	0 mg	0,7 mg (4 %)**	0,4 mg (2,5 %)**	0 mg
Magnésium	0 mg	9 mg (2 %)**	2 mg	0 mg

* Le sirop d'agave et le miel contiennent plus d'eau que les sucres cristallisés, ce qui explique pourquoi ils contiennent moins de calories pour 100 g. La plupart des sucres sont constitués de sucres simples tels que le glucose et le fructose.

** Pourcentage de l'apport quotidien recommandé.

du sucre de noix de coco et du sucre de malt de riz. On les a longtemps considérés comme étant meilleurs pour la santé que le sucre blanc, soit parce qu'ils contiennent de plus faibles quantités de glucose, et donc ne provoquent pas de fortes hausses des niveaux de sucre dans le sang, ou parce qu'ils contiennent des quantités élevées de minéraux et d'antioxydants.

Mais (et c'est important) ces sucres contiennent souvent des quantités de fructose trop importantes pour être correctement traitées par le foie. Et si le foie est surchargé, il convertit le fructose en graisses… Le sirop d'agave, par exemple, contient 90 % de fructose et presque aucun antioxydant. Même si certains de ces sucres « sains » peuvent contenir moins de fructose et des niveaux plus élevés d'antioxydants, en particulier le miel, la mélasse et le sucre non raffiné brun, nous pouvons beaucoup plus facilement absorber ces antioxydants avec des légumes, des céréales et des graines complètes...

Les sucres industriels et les sucres « cachés »

Le sucre est ajouté aux aliments préparés et aux sauces pour améliorer leur goût et pour servir de conservateur. La meilleure façon de cacher le sucre ? Le masquer, en utilisant un nom scientifique compliqué ou en le renommant complètement...

Sur les étiquettes alimentaires, lorsque vous avez trouvé des composants qui se finissent en -ose, il y a de bonnes chances qu'il s'agisse de sucre : **saccharose, maltose, dextrose, fructose, glucose, galactose, lactose, sirop de glucose-fructose, solides de glucose, etc.**

Les AJR (apports Journaliers recommandés) sont plutôt utilisés pour les vitamines et les minéraux sur un emballage. Ils donnent une valeur de référence pour une personne de sexe féminin. Quid des hommes ? Des enfants ?
Les RNJ (Repères Nutritionnels Journaliers) ont été établis par un groupe de travail de la CIAA (Confédération des industries agro-alimentaires). Les emballages indiquent la contribution de l'aliment aux RNJ, en ce qui concerne les apports énergétiques, mais aussi les teneurs en sucre, lipides, acides gras saturés et sodium (ou sel).
Les ANC (Apports Nutritionnels Conseillés) sont définis régulièrement par l'AFSSA (Agence française de sécurité sanitaire des aliments). Normalement, on ne les trouve pas sur les étiquettes. Ils sont utilisés par les professions de santé et donnent une valeur pour différents nutriments nécessaires en fonction du sexe et de l'âge. Ils sont plus précis que les AJR...

Mais attention, parfois c'est plus difficile. Beaucoup d'ingrédients sans « ose » sont aussi des sucres. Ainsi, tous les ingrédients suivants entrent dans cette catégorie :

- jus de canne
- jus de canne déshydraté
- extraits solides de jus de canne
- cristaux de jus de canne
- dextrine
- maltodextrine
- dextran
- malt d'orge
- sucre de betterave
- sirop de maïs
- extraits solides de sirop de maïs
- caramel
- sirop de caroube
- sucre brun
- sucre de datte
- sirop de malt
- diatase
- malt diatastique
- jus de fruits
- jus de fruits concentré
- jus de fruits déshydratés
- cristaux de jus de fruits
- sirop d'or
- mélasse
- sucre turbinado
- sirop de sorgho
- sirop de raffineur
- sirop d'érable
- sucre jaune…

Aux États-Unis, il y a eu des débats au sujet de l'utilisation du sirop de maïs à haute teneur en fructose (le HFCS), qui a une teneur en fructose de 55 %. En Europe, pas d'inquiétude : le sucre principal utilisé pour la production de boissons sucrées est le saccharose. Lorsqu'un sucre contient plus de 50 % de fructose, il est renommé sirop de fructose-glucose. Ce dernier ne peut représenter, dans l'Union européenne, plus de 5 % de la production totale de sucre.

Faut-il remplacer le sucre par des édulcorants ?

Si nous devons réduire notre consommation de sucre, pourquoi ne pas simplement le remplacer par des édulcorants ? Cela ne résoudrait-il pas tous les problèmes ?

Nous savons que, pour les diabétiques, les édulcorants permettent d'éviter les pics de glycémie provoqués par le vrai sucre, et que pour les personnes qui surveillent leur poids, les édulcorants ont tendance à avoir une contenance plus faible, voire nulle, en calories par rapport au sucre...

Pouvons-nous ainsi faire évoluer la condition humaine et remplacer au niveau mondial le sucre par des édulcorants ?

Hmm... Pas tout à fait. **La question de savoir si les édulcorants peuvent remplacer le sucre est complexe.** Le goût et la texture des édulcorants diffèrent fortement de celles du sucre et on ne peut donc pas les substituer dans la production de la plus grande partie des produits alimentaires industriels.

Par ailleurs, **que le goût sucré provienne du sucre ou d'un édulcorant, le sentiment de faim se déclenche.** Lorsque ces édulcorants sont à faible teneur en calories, notre réaction naturelle est de manger plus de calories pour compenser.

Les études semblent ainsi démontrer une relation entre les édulcorants et la prise de poids. Les édulcorants peuvent tromper nos papilles gustatives, mais notre cerveau n'est pas dupe. Rappelez-vous du mécanisme de récompense lié au sucre : lorsque nous absorbons du sucre, le cerveau l'identifie en tant que tel et envoie un signal de satisfaction, la dopamine. En revanche, lorsque nous consommons des édulcorants, notre cerveau ne sécrète pas de dopamine de la même façon et notre corps, frustré, en redemande...

Vous avez déjà eu des envies de gâteaux juste après avoir bu une boisson allégée ? Maintenant vous comprenez pourquoi !

Tout comme le sucre, les édulcorants encouragent la dépendance au sucre. La solution est donc de **réduire le goût sucré dans notre alimentation**, plutôt que d'essayer de remplacer un ingrédient sucré par un autre.

Les différents types d'édulcorants

Les substituts au sucre peuvent être soit dérivés de certaines plantes ou de composants naturels, ce sont les édulcorants naturels, soit être produits complètement de façon synthétique, ce sont les édulcorants artificiels.

Les édulcorants artificiels

Les édulcorants artificiels sont produits chimiquement. Ils sont beaucoup plus sucrés que le sucre ordinaire et n'ajoutent pratiquement pas de calories à notre alimentation. Vous devez donc les utiliser en très petites quantités par rapport à la quantité de sucre que vous utilisez normalement pour sucrer les aliments.

Nom	Marques	Calories/g	Intensité
Acésulfame K	Sunett, Sunette	0	200 fois plus sucré que le sucre
Aspartame	NutraSweet, Canderel	4 (pareil que le sucre)	200 fois plus sucré que le sucre
Saccharine	Sweet'n low	0	300 fois plus sucré que le sucre
Saccharine	Splenda	3,3	200-700 fois plus sucré que le sucre

Par ailleurs, des études ont montré que la consommation de certains édulcorants artificiels peut modifier la flore intestinale et serait liée, chez certains individus, à une insensibilité à l'insuline. Ces résultats doivent encore être confirmés.

Les édulcorants naturels dérivés de l'alcool

Les alcools de sucre, également connus sous le nom de polyols, sont des ingrédients utilisés comme édulcorants. Ils sont naturellement présents dans certains aliments tels que les fruits et les baies. En tant qu'édulcorants, ils fournissent moins de calories que le sucre blanc.

TENDANCE LOURDE

Le xylitol est très toxique pour les chiens, prenez donc bien soin de le garder à l'écart de vos compagnons à quatre pattes.

Les alcools de sucre fournissent 1 à 3 calories par gramme. On trouve parmi eux **le mannitol, le sorbitol, le xylitol, l'érythritol, le lactitol, le maltitol et l'isomalt**.

On attribue certains avantages santé au xylitol, notamment la prévention des caries dentaires et potentiellement, une réduction du risque d'ostéoporose. Notez que, comme tous les alcools de sucre, il peut provoquer des troubles gastriques lorsqu'on le consomme en grande quantité.

Les édulcorants naturels dérivés de plantes

Le stevia est un édulcorant hypocalorique naturel à base d'une plante : la stevia. Il est environ 300 fois plus sucré que le sucre. Des études montrent qu'il est peut-être lié à certains atouts santé, mais avant de vous précipiter dessus, gardez à l'esprit que la consommation maximale est de 4 mg par jour, par kilo que vous pesez !

Un mot sur le traitement du diabète

Les personnes diabétiques ne produisent pas suffisamment d'insuline pour réguler leur taux de sucre dans le sang. Elles doivent donc porter une attention particulière à leur régime alimentaire et contrôler avec soin les variations de leur taux de sucre dans le sang. Dans ce cas, les édulcorants utilisés avec modération peuvent être très utiles pour les aider à maintenir ces niveaux dans les fourchettes requises.

Au final, le xylitol et le stévia sont peut-être les deux meilleurs édulcorants que vous pouvez utiliser, mais ils doivent toujours être considérés comme du sucre et utilisés en quantités limitées.

Si vous sentez que vous êtes accro au sucre, pourquoi ne pas essayer de l'éviter totalement ? Essayez notre plan de menu détox du chapitre 3.

Le sucre dans les aliments transformés

On trouve du sucre dans presque tous les aliments transformés, de sorte que vous devez commencer par vérifier toutes vos étiquettes, et pas seulement celles des gâteaux et des biscuits.

Le pain peut contenir jusqu'à 10 g de sucres ajoutés, les sauces et les plats cuisinés peuvent aussi contenir parfois jusqu'à 10 g de sucres ajoutés. La plupart des boîtes de céréales pour le petit déjeuner contiennent au moins 20 g de sucre pour 100 g. Les paquets de céréales avec une forte proportion de fruits secs, même sans aucuns sucres ajoutés, contiennent environ 15 g de sucre par 100 g. Et en ce qui concerne les boissons gazeuses, les sodas ? 30g par cannette de 330 ml soit 7 à 8 cuillères à café.

Fiche pratique

Déchiffrez les étiquettes

La plupart des aliments industriels comportent une étiquette alimentaire sur leur emballage, qui indique en général sa teneur en calories, graisses, sucre et sel, en valeur absolue et en proportion des apports journaliers recommandés.

En Europe, les étiquettes n'indiquent que le total des sucres contenus dans les produits, sans spécifier la répartition entre sucre naturel et sucres ajoutés. Cela les rendrait pourtant beaucoup plus claires et, surtout, plus utiles pour les consommateurs. Qui sait, cela viendra peut-être un jour.

Pour vous aider à y voir plus clair, Prenons l'exemple d'un yaourt aromatisé. Voici les éléments que l'on peut lire à la rubrique « Valeur nutritionnelle ».

	100 g	Portion (125 g)
Énergie	571 kj 137 kcal	713;75 kj 171,25 kcal
Graisses, dont acides gras saturés	7,4 g 4,6 g	9,25 g 5,75 g
Glucides, dont sucres	14,4 g 14,3 g	18 g 17,87 g
Fibres alimentaires	0 g	0 g
Protéines	3,2 g	4 g
Sel	0,1 g	0,125 g

Commencez par regarder la quantité de sucre pour 100 g

Dans notre exemple du pot de yaourt, la teneur en sucre est moyenne à haute, avec une teneur totale en sucre de 14,3 g pour 100 g.
On distingue quatre catégories:
•**teneur élevée en sucre:** plus de 20 g de sucre pour 100 g de produit fini;
•**teneur haute:** 15 à 20 g de sucre pour 100 g de produit fini;
•**teneur moyenne:** 5 à 15 g de sucre pour 100 g de produit fini;
•**teneur faible:** moins de 5 g de sucre pour 100 g de produit fini;
Essayez d'éviter les aliments avec une teneur totale en sucre de plus de 20 g pour 100 g. Notez aussi que si le produit contient des fruits ou des fruits secs, cela augmente encore sa quantité totale de sucre...

Évaluez le rapport sucre naturel/sucres ajoutés dans le produit

Ainsi, le yaourt nature et le lait contiennent 4 à 5 g de lactose pour 100 g. Si vous achetez un yaourt à la teneur totale en sucre de 15 g, déduisez 4 g pour le sucre naturel: cela vous donne un montant approximatif de sucres ajoutés de 11 g. Dans notre exemple, le yaourt a une teneur totale en sucre de 14,3 g, soit une quantité approximative de sucres ajoutés de 10 g pour 100 g et 12,5 g par portion.

Établir la quantité de sucre en cuillères à café

Cela vous aidera à évaluer vos consommations. Vous devez diviser la quantité de sucre en grammes par (à peu près) 4 pour savoir combien de cuillères à café cela fait.

Le yaourt de notre exemple contient 10 g de sucres ajoutés, soit environ 2,5 cuillères à café de sucre.

Regarder l'ordre des ingrédients

Les ingrédients sont affichés dans l'ordre : les premiers sont les plus présents. Si le sucre est parmi les 3 premiers cités, reposez le produit dans les rayonnages.

Vérifiez le poids effectif du produit

Si c'est autour de 100 g, alors vos calculs n'ont pas besoin de changer ! Si celui-ci est supérieur ou inférieur à 100 g, il vous faut augmenter ou diminuer le nombre de cuillères à café en proportion.

Pour notre yaourt aux fruits, une portion fait 125 g, donc la quantité de sucres ajoutés est de 12,5 g par yaourt, soit 3 cuillères à café !

Rappelez-vous enfin que, pour les adultes, l'objectif est de ne pas consommer plus de 5 à 8 cuillères à café de sucres ajoutés par jour.

SANS SUCRES AJOUTÉS, MAIS… PLEINS DE SUCRE ?

Les jus de fruits

Dans la définition des sucres ajoutés utilisée par l'OMS pour établir ses recommandations de consommation, on trouve… les jus de fruits.

Vous vous exclamez. « Mon Dieu ! Est-ce une erreur ? Les jus de fruits sont bons pour la santé, n'est-ce pas ? Je viens d'acheter très cher plusieurs litres de jus de fruits haut de gamme. » Désolée de vous décevoir, mais ce n'est pas une erreur.

Voici une question toute simple. **Pourriez-vous manger 10 pommes?** Un peu difficile, non ?

Mais pourriez-vous boire 10 pommes? Là, c'est beaucoup plus facile. Le fruit entier contient des fibres qui contribuent à ralentir sa digestion. Le jus, quant à lui, est tout simplement composé de sucre naturel qui est digéré sur le mode du « supercarburant ». Il est décomposé en glucose et fructose, avec les effets immédiats suivants :

- il va faire exploser le taux de sucre dans le sang avec un excès de glucose ;
- il va surcharger le foie qui ne pourra traiter l'excès de fructose ;
- il va apporter des calories non nécessaires dans le corps, et sans apporter de satiété : notre corps va donc nous envoyer des messages nous demandant de continuer à manger.

Mais les jus de fruits sont riches en vitamines et minéraux, me direz-vous. Certes, mais les fruits entiers aussi. Les bienfaits des petites quantités de vitamines et d'antioxydants contenues dans les jus de fruits ne compensent pas l'impact de la grande quantité de sucre libérée. En outre, les vitamines et minéraux de certains fruits ne se trouvent que dans ou près de leur peau ou dans leur pulpe. Quant aux fibres, elles sont un nutriment essentiel pour garder notre tube digestif sain.

Et si vous n'êtes toujours pas convaincu, sachez que **1 verre de 200 ml de jus de fruit contient la même quantité de sucre (naturel, en revanche) qu'un soda!**

Gardez cela en tête! Bien sûr, un jus de fruit pressé soi-même aura toujours meilleur goût qu'un jus en bouteille et contiendra peut-être marginalement un peu plus de vitamines, mais, encore une fois, cela reste du sucre en concentré... Une vérité à méditer.

Les fruits entiers

Y a-t-il une limite à la quantité de fruits que nous devrions manger? Selon l'OMS, la réponse est non. Le sucre de fruit entier est considéré comme du sucre naturel et n'entre pas dans la définition élargie des sucres ajoutés. Il est bien préférable de manger une portion de fruit plutôt qu'un dessert sucré.

Un cas concret

Lors d'une consultation, les parents d'un petit garçon m'annoncent fièrement que leur enfant prend bien 5 portions de fruits et légumes par jour. Lorsque j'ai voulu avoir plus de détails, les 5 portions se sont révélées être 3 grands verres de jus de fruits frais (soit l'équivalent de 15 cuillères à café de sucre!) et 2 pommes... Il a fallu faire un peu de pédagogie auprès des parents pour leur faire comprendre:

1. que le jus de fruits est considéré comme des sucres ajoutés et ne peut compter que comme un seul apport de fruit, quelle que soit la quantité de jus absorbée;

2. que lorsque l'on parle de portions de fruits et légumes, chaque portion doit être composée d'un fruit ou légume différent et donc que 2 pommes constituent une seule portion de fruit;

3. que les légumes ne doivent pas être oubliés dans le régime alimentaire d'un jeune enfant. L'échelle du sucre pour les fruits.

Une étude récente a indiqué que manger plus de fruits et légumes réduit le risque global de mortalité, les légumes étant cela dit trois fois plus « protecteurs » que les fruits. Cela a conduit à la mise en place de nouvelles règles d'alimentation quotidienne. Plutôt qu'un « vrac » de 5 « fruits et légumes » par jour, les spécialistes affinent une règle du « 5 + 2 », avec 2 portions de fruits et 5 de légumes.

TENDANCE

Évitez de dépasser une portion par jour de fruits à haute teneur en sucre. Les fruits rouges (frais ou congelés) sont pauvres en sucre. En plus, ils sont pleins d'antioxydants !

Pour rappel, il est recommandé de prendre 90 g au total de sucre par jour (sucre naturel + sucres ajoutés). Une portion moyenne de fruit contient entre 7 et 15 g de sucre. Prendre 2 portions de fruits par jour ne risque donc pas de vous faire dépasser votre limite quotidienne, surtout si vous réduisez par ailleurs votre consommation de sucres ajoutés.

Notez bien aussi que si vous mangez des fruits en boîte, le sirop compte des sucres ajoutés (en moyenne entre 5 et 10 g par portion) et il est donc bien préférable de manger les fruits nature !

Vous craignez que le goût sucré des fruits vous maintienne en état de dépendance face au sucre ? Pour un régime à très faible teneur en sucre, essayez notre programme détox d'une semaine. En attendant, voici quelques indices pour vous aider à privilégier les fruits les moins riches en sucre.

- **Haute teneur en sucre (supérieure à 10 g):** banane ; cerise, mangue, raisin, figue.
- **Teneur moyenne en sucre (entre 5 et 10 g):** melon, kiwi, pêche, abricot, prune, poire, pomme, myrtille.
- **Faible teneur en sucre (moins de 5 g):** framboise, fraise, mûre.

Les fruits secs

Les fruits secs sont une source concentrée de sucre parce qu'ils ont été déshydratés et l'eau éliminée. Leur contenu en sucre représente 50 % de leur poids total, contre 5 à 20 % pour des fruits frais. On peut prendre des fruits secs en toutes petites quantités, mais assurez-vous surtout qu'aucun sucre n'a été ajouté. Sinon, ces fruits secs auront exactement la même quantité de sucre que des bonbons !

Sachez aussi que certains fruits secs contiennent naturellement plus de sucres que d'autres.

Fruit sec	Sucre par portion de 30 g
Abricot	16 g
Raisin	15 g
Datte	18 g
Figue	17 g
Prune	11 g

Les laitages

Tous les produits laitiers contiennent du sucre, sous la forme de lactose, un sucre naturel présent dans le lait.

Par exemple, **le lait et le yaourt contiennent environ 4 g de lactose pour 100 ml**. Si votre yaourt contient plus de 4 à 5 g de sucre, c'est que du sucre y a été ajouté !

Le fromage en contient moins, car il est produit à l'aide d'un procédé de fermentation qui transforme le lactose en acide lactique. Il contient aussi moins de petit-lait. Plus le fromage est solide, plus sa teneur en lactose est faible.

L'alcool

Tous les sucres présents dans l'alcool sont considérés comme des sucres ajoutés et certaines boissons contiennent une quantité surprenante de sucres cachés. Méfiez-vous des mélanges alcool-soda et des vins sucrés (porto, muscat, pineau, etc.).

Pour ceux qui pensent que le vin rouge est meilleur que les autres vins pour la santé, il faut préciser que c'est vrai, mais seulement très marginalement. Le vin rouge contient certes des antioxydants tels que le resvératrol, mais en petite quantité, et ceux-ci ne sont pas toujours très bien absorbés par le corps. Si vous avez besoin d'antioxydants, pensez plutôt à une salade d'épinard qu'à un verre de vin rouge...

Boisson	Teneur en sucre
Bière	généralement faible
Cidre	5 à 15 g par bouteille
Vins rouges et blancs secs	5 à 7 g par bouteille
Vins doux	jusqu'à 8 g par bouteille
Alcools forts	généralement faible
Digestifs	5 à 20 g par bouteille
Champagne brut	1 à 3 g par bouteille

Les recommandations générales

- Les femmes devraient limiter leur consommation d'alcool à un maximum de 14 unités par semaine et les hommes à 21 unités (une unité équivaut à 100 ml de vin à 12°, 250 ml de bière à 5°, 25 ml d'alcool fort et 50 ml de vin sucré).
- Il est aussi recommandé de ne consommer strictement aucun alcool au moins 2 ou 3 jours par semaine.

Glucides raffinés, sucres rapides et sucres lents

Savez-vous que les **glucides raffinés**, ou glucides « blancs », tels que la farine blanche, sont digérés exactement de la même manière que le sucre ? Bien qu'ils n'aient pas du tout de goût sucré, les glucides blancs se décomposent très rapidement en sucres simples, et provoquent des pics de niveau de sucre dans le sang, exactement de la même manière que le sucre, et avec les mêmes implications sur les cycles d'envies de sucre.

Le problème, c'est que les glucides blancs ont été traités industriellement, pour éliminer les parties des grains qui contiennent les fibres et les autres nutriments.

Tous les glucides ne sont pas égaux, mais la particularité des glucides blancs est qu'ils sont traités par l'organisme de la même manière que le sucre. Si vous voulez réduire votre consommation de sucre, vous devez également éviter ces sucres rapides et sélectionner les glucides qui se décomposent plus lentement.

Les grains ou céréales qui ne sont pas raffinés contiennent plus de fibres que ceux qui ont été traités. La fibre agit comme un frein et contribue à ralentir la digestion du grain. Cela permet une libération lente et régulière du sucre dans l'organisme et évite l'effet « supercarburant ». On a ainsi un niveau d'énergie stable, et on se sent rassasié plus longtemps. Fini donc les petites faims, les envies de grignotage et la suralimentation !

Bien qu'ils ne soient pas strictement considérés comme du sucre, pour la santé, il faut faire attention à ces sucres rapides qui influent fortement sur les niveaux de sucre dans le sang et peuvent entraîner des problèmes de surpoids lorsqu'on les consomme sans modération.

Les sucres rapides sont certes nécessaires lorsque l'on effectue des activités physiques intenses lors desquelles les sucres sont brûlés rapidement et doivent être rapidement remplacés. Maintenant, regardez votre emploi du temps ! À quand remonte votre dernier marathon ?

Passez-vous la majeure partie de votre temps derrière un bureau ou travaillez-vous en extérieur ? Comme la grande majorité d'entre nous, vous n'avez pas vraiment besoin de ces sucres rapides.

L'index glycémique

L'index glycémique mesure la vitesse avec laquelle notre corps transforme les aliments en glucose et les absorbe dans le sang. Les aliments qui sont digérés plus lentement ont un index glycémique plus faible, tandis que les aliments qui sont digérés plus rapidement ont un index glycémique élevé.

- **Sucres lents, avec un indice glycémique faible:** les graines, les légumes secs, les noix, la plupart des légumes, certains fruits, le quinoa. Ils contiennent plus de 10 % de fibres.
- **Sucres moyennement lents:** le pain complet, quelques fruits et légumes, le riz complet, les pâtes complètes, les céréales entières. Ils contiennent entre 5 et 10 % de fibres.
- **Sucre rapide, avec un indice glycémique élevé:** le pain blanc (baguette), le sucre, les pommes de terre, le riz blanc, et tous les produits à forte teneur en sucres ajoutés, les pâtes blanches. Ils contiennent moins de 5 de fibres.

Certains sucres sont commercialisés et promus avec des index glycémiques bas, car ils contiennent moins de glucose et augmentent moins rapidement les taux de sucre dans le sang. Mais attention, ils contiennent généralement beaucoup de fructose, qui doit être traité par le foie. Cela ne les rend donc pas plus sains.

Un mot sur le gluten

Les produits sans gluten sont très à la mode dans le monde de la nutrition ces temps-ci. Les produits sans gluten sont-ils meilleurs pour la santé ? Peuvent-ils nous aider à mieux contrôler notre poids ? Les produits sans gluten contiennent-ils moins de sucre ?

Non, non, et non ! Beaucoup de produits sans gluten contiennent toujours du sucre. Si vous êtes sensible au gluten, sa consommation peut vous causer des problèmes digestifs. Dans un premier temps, essayez de réduire votre consommation de gluten et, si vous pensez que vous êtes sensible ou allergique au gluten, votre médecin vous dira s'il faut effectuer un test d'exclusion du gluten.

3

Le plan d'attaque

Maintenant que vous êtes en train de devenir expert du sans-sucre, venons-en aux conseils pratiques et aux astuces pour suivre un régime faible en sucre.

LES DIX RÈGLES D'OR

1. Devenez fanatique des étiquettes

On parle ici des étiquettes alimentaires ! Vérifiez celles de tous les aliments que vous achetez : cela vous prendra un peu de temps au début, puis vous saurez les lire en un clin d'œil. Tout produit qui contient plus de 15 % de sucre est à bannir de votre panier. Les sucres se trouvent de façon évidente dans les gâteaux, les pâtisseries et les desserts.

La règle des moitiés

Si vous ajoutez du sucre à votre thé ou à votre café, voici un moyen facile de commencer à réduire la quantité de sucre que vous prenez. Par exemple, vous prenez 3 cafés par jour, avec à chaque fois deux sucres, cela fait 6 c. à c. de sucre par jour. Essayez de réduire votre prise de sucre à un sucre par café (soit 3 c. à c. par jour) pendant une semaine, puis la deuxième semaine, de la réduire de moitié (soit 1 c. à c. et demie par jour). La troisième semaine, réduisez encore de moitié (soit 3/4 de c. à c. par jour), avant enfin de prendre votre café sans sucre à partir de la semaine suivante.
Cela permet à vos papilles gustatives de s'habituer progressivement à moins de sucre sans leur faire connaître une expérience trop brutale.

Les sucres sont également « cachés » dans les sauces, les plats cuisinés et les gâteaux industriels.

Soyez conscient des sucres ajoutés qui se trouvent dans les boissons et de ceux que vous ajoutez vous-même : les petits carrés qui vont dans votre thé ou votre café… Essayez la règle des moitiés pour ne plus rajouter (voir p. 65) vous-même de sucre.

En effet, tout repas riche en sucres ou glucides raffinés va générer un pic de votre taux de sucre dans le sang et déclencher l'effet « supercarburant ». Cela se caractérise par un niveau d'énergie très élevé, suivi d'une chute brutale de celui-ci, quelques heures plus tard, qui s'accompagne d'un immense besoin de quelque chose de sucré.

2. Faites le plein de fibres et de protéines

Évitez les phases d'hypoglycémie en mangeant moins de sucres « rapides » et plus de fibres. Tous les aliments riches en protéines – viande, poisson, œufs, volaille, haricots, lentilles, arachides et graines – sont digérés lentement et aident à équilibrer votre taux de sucre dans le sang. Les légumes, fruits et céréales complètes sont une riche source de fibres. Ils contribuent également à ralentir la vitesse de la digestion.

Mangez des repas équilibrés pour obtenir un flux constant d'énergie et vous serez naturellement en mesure d'éviter les phases d'hypoglycémie. La règle est de ne jamais, absolument jamais, manger des glucides raffinés seuls, comme une assiette de pâtes sans rien d'autre en accompagnement.

Notre meilleur conseil ? Assurez-vous d'inclure un aliment riche en protéines à chaque repas. Cela ne doit pas forcément être un steak de 250 g pour le petit déjeuner !

La quantité de protéines n'a pas besoin d'être énorme. Les protéines végétales et les produits laitiers peuvent également être considérés comme de bonnes sources de protéines.

Fiche pratique

Relookez votre petit déjeuner

Un petit déjeuner réinventé pour dire adieu au « petit creux » de 11 heures, et au distributeur de barres chocolatées !

Pain

Avant: 2 tranches de pain blanc.
Après: 1 tranche de pain complet.
Pourquoi: il y a davantage de fibres dans le pain complet, qui fournit donc de l'énergie plus lentement et de façon régulière. Vous n'aurez pas besoin de deux tranches de pain si vous prenez aussi un yaourt et des noix !

Garniture

Avant: 15 g de confiture = 2 c. à c. de sucres ajoutés.
Après: essayez de réduire la confiture ou de la remplacer par du fromage à pâte molle.
Pourquoi: on peut prendre du beurre en petites quantités, mais vous n'en aurez plus besoin si prenez du fromage à la place de la confiture.

Protéines

Avant: aucune protéine.
Après: yaourt nature (lait entier, ou fromage blanc (lait entier), ou œufs, ou noix.
Pourquoi: ajoutez un aliment riche en protéines pour ralentir la digestion et améliorer votre satiété.

Jus de fruit

Avant: verre de jus d'orange (125 ml, soit 2 c. à c. de sucres ajoutés).
Après: petit bol de baies.

Pourquoi: les baies sont naturellement faibles en sucre et contiennent plus de fibres que le jus d'orange.

Total des sucres ajoutés

Avant: 4 c. à c. de sucres ajoutés.

Après: 0 sucres ajoutés (version sans confiture).

3. Évitez de manger entre les repas

C'est une triste réalité de la vie : il est pratiquement impossible de faire des collations saines lorsque l'on se trouve hors de chez soi, sauf à s'en tenir uniquement aux fruits et aux noix. Vos seules options, lorsque vous cherchez à prendre un repas sur le pouce, sont très souvent des sandwichs, des gâteaux, des biscuits et des chips ? Autrement dit du sucre, encore du sucre et des sucres rapides…

TENDANCE

Si vous avez besoin d'une collation, emportez des fruits frais et des noix avec vous. Est-ce qu'un snack doit forcément être sucré? Non, des crudités peuvent très bien servir de goûter.

Voici un secret. Si vous équilibrez bien votre alimentation, vous n'aurez pas besoin de manger entre les repas. Si vous ajoutez des protéines et des fibres à chaque repas votre taux de sucre dans le sang restera stable et vous tiendrez facilement 4 à 6 heures entre les repas sans avoir faim.

Oh ! Un dernier point… Si vous cherchez à perdre du poids, espacer les périodes entre les repas est un très bon moyen d'atteindre cet objectif. Les dernières études montrent que nous ne devrions pas grignoter toute la journée comme des lapins si nous voulons perdre du poids…

Les hommes des cavernes devaient-ils manger toutes les 2 à 3 heures ? De longues périodes entre les repas sont associées à une plus grande capacité de combustion des graisses. Renouez donc avec la sagesse de nos lointains ancêtres…

4. Planifier est essentiel !

Et savoir bien faire les courses est indispensable. Vous arrive-t-il de vous réveiller le matin avec rien à manger à la maison, et d'acheter un pain au chocolat et un café en route vers le travail ? Rentrez-vous parfois à la maison après une longue journée de travail pour vous précipiter dans la cuisine et manger tout ce qui reste dans les placards ?

Humm, laissez-moi réfléchir... Vous êtes tout simplement « trop occupé » pour penser à la planification de vos repas et surtout pour faire les courses correctement. Mettons les choses en perspective.

Combien de temps passez-vous chaque jour à prendre soin de votre apparence – douche, cheveux, visage, choix des vêtements ? 30 minutes ? 1 heure ? Davantage ? Combien de temps passez-vous sur les réseaux sociaux ? 30 minutes ? 1 heure ? Plus ?

Pourquoi ne pas investir la même quantité de temps à prendre soin de votre « look intérieur » ?

Tout est question de priorité, il vous faut essayer de trouver un peu de temps chaque jour pour préparer vos repas.

Il est beaucoup plus facile de manger des plats « vraiment bons » lorsque vous passez un peu de temps à penser vos repas et planifier vos courses en conséquence.

5. Ne craignez pas les « bonnes » graisses

Les « bonnes graisses », ce sont les graisses naturelles nécessaires pour notre santé : les graisses saturées que l'on trouve en quantités modérées dans le beurre, la viande rouge, les produits laitiers, et surtout les graisses non saturées que l'on trouve dans les plantes et les poissons huileux (oméga 3, 6 et 9).

Lorsque vous retirez les graisses d'un aliment, vous devez alors les remplacer par un autre ingrédient pour lui donner texture et saveur. Et devinez quel est l'ingrédient le moins cher et le plus facile à utiliser pour cela ? Eh oui, c'est le sucre. Comparez les étiquettes des aliments à faible teneur en graisses avec celles des produits « non allégés » et regardez lesquels contiennent plus de sucre. Vous n'en reviendrez pas !

Une étude récente a indiqué que manger des produits laitiers entiers non allégés en matières grasses permettait de mieux contrôler son poids. Sans doute parce que ces produits sont plus rassasiants et ont un meilleur goût, et que, du coup, nous sommes moins susceptibles de prendre un autre aliment sucré après.

Pour la plupart d'entre nous, consommer en quantités modérées des produits laitiers entiers ou semi-écrémés ne pose aucun problème. Avez-vous déjà craqué pour une motte de beurre ? Probablement pas. Et avez-vous déjà mangé un paquet de biscuits en entier ?

Le problème, c'est que lorsque les graisses sont cachées et que nous ne pouvons ni les voir ni les sentir, il est très facile d'en manger trop.

Lorsque nous identifions correctement les matières grasses, cela devient en revanche beaucoup simple d'en réguler naturellement la consommation. Quand on mange des biscuits, c'est le mélange explosif du sucre et des graisses cachées qui a le même effet, en termes de récompense pour notre cerveau, qu'un feu d'artifice du 14 Juillet !

6. Tous en cuisine !

Vous ne savez pas, vous ne voulez pas cuisiner ? Sans devoir être un grand chef, vous réduirez naturellement la teneur en sucre de votre régime alimentaire si vous préparez vous-même certains de vos plats.

Beaucoup de sucres cachés se trouvent dans les aliments préparés industriellement et plus vous cuisinerez vous-même, mieux vous contrôlerez la quantité de sucre que vous consommez. Il est aussi plus facile de préparer et cuisiner des repas sains si vos placards contiennent les bons ingrédients.

Ce livre contient 44 recettes simples et savoureuses (voir p. 104 et suivantes) que vous pourrez préparer très rapidement. Essayez-les. Vous serez agréablement surpris !

7. Variez les plaisirs et les saveurs

Il est très facile de prendre de mauvaises habitudes et de manger la même chose tous les jours. Les aliments contiennent différents types et quantité d'éléments nutritionnels : des vitamines, minéraux et antioxydants. En variant notre alimentation, nous maximisons notre apport en éléments nutritifs.

Pensez aux herbes et aux épices qui permettent de jouer avec les saveurs sans ajouter de sucre : pour un goût sucré mais sans sucre, la cannelle et la vanille sont indispensables, pour un goût salé, le cumin, le piment de Cayenne et les fines herbes fraîches vont vous gâter !

L'introduction de nouveaux aliments dans notre alimentation maximise nos niveaux de dopamine. Et si nous sommes heureux et mangeons bien, nous sommes moins susceptibles d'utiliser le sucre comme un doudou pour nous consoler…

8. Être privé de dessert ne doit plus être une punition

Combien de fois vous arrive-t-il de dire ou penser : « Finis ton assiette si tu veux un dessert » ou « Prends-toi un gâteau pour te consoler » ? Pourquoi une récompense devrait-elle forcément être sucrée ? Avons-nous vraiment besoin d'un dessert après chaque repas ?

Non. Et pour perdre ce réflexe, posez-vous intérieurement la question suivante :

« Souhaitez-vous une part de gâteau pour augmenter brutalement votre taux de sucre dans le sang, détériorer votre santé et ajouter quelques rides à votre visage ? »

Le dessert devient soudainement nettement moins attractif sous cette forme…

D'où viennent les sucres ajoutés dans l'alimentation moyenne d'un adulte ?

- 25 % bonbons, confiture, sucre
- 25 % gâteaux, biscuits
- 10 % alcool
- 21 % boissons sucrées
- 6 % produits laitiers sucrés
- 13 % autres

Passer un bon moment autour d'un repas équilibré en famille ou avec des amis est déjà un plaisir en soi, il n'est pas nécessaire de rajouter une couche de sucre en fin de repas.

9. Comprendre et contenir l'alimentation émotionnelle

Avez-vous souvent des « petites faims » lorsque vous êtes contrarié, fatigué, stressé ou quand vous vous ennuyez ? C'est ce que l'on appelle la « faim émotionnelle », qui est différente de la vraie faim, liée elle à nos besoins organiques.

Voici un petit décodeur de faim, pour vous aider.

La faim réelle s'installe **progressivement** – votre ventre commence à gargouiller – puis elle cesse **après** avoir mangé.

La faim émotionnelle survient **soudainement** et n'est **pas satisfaite** en mangeant. C'est l'effet trou noir : vous mangez, mangez et vous avez toujours faim.

Et quels sont les aliments que vous avalez lorsque vous êtes en situation de faim émotionnelle ? Les aliments sucrés. Et pourquoi vous dirigez-vous spontanément vers ces types d'aliments ? Pour vous sentir mieux.

Vous vous en souvenez : les aliments sucrés augmentent les taux de dopamine et de sérotonine dans notre corps, ce qui nous fait nous sentir mieux – temporairement. La solution ? Trouver des moyens non alimentaires pour se détendre, se relaxer et évacuer le stress (voir chapitre 5).

Une histoire vraie

Un de mes clients, après avoir essayé pendant une longue période de perdre du poids, tentait désespérément d'éviter les graisses. Son régime alimentaire était faible en gras, riche en sucres et en glucides rapides, et contenait beaucoup de yaourts et biscuits allégés.

- Petit déjeuner : 3 tranches de pain de mie, 4 cuillères à café de confiture (pas de beurre).
- Déjeuner et dîner : à base de riz et de pâtes (pauvres en gras).
- Petites faims : biscuits allégés.

Nous avons calculé ensemble que sa consommation de sucre représentait au moins 10 cuillères à café par jour. Eh oui, tous ces glucides blancs étaient des sucres rapides !
Nous avons sérieusement réduit le sucre absorbé dans son régime alimentaire, remplacé le pain blanc et la confiture par du yaourt grec, des noix et des baies. Le déjeuner a évolué pour devenir une grande portion de protéines avec des légumes, le goûter s'est transformé en une poignée d'amandes et le souper en une portion de céréales complètes avec une petite quantité de protéines et beaucoup de légumes. Le client a perdu en un mois, et pour longtemps, les 3 kg qui le tourmentaient…

10. Recherchez l'équilibre

Le sucre est un aliment, pas un poison qu'il faut diaboliser. Il est préjudiciable à notre santé lorsque nous le consommons en grandes quantités. Nous pouvons et devrions aussi pouvoir l'apprécier en petites quantités !

Il faut éviter les approches trop extrémistes ou fanatiques, car elles finissent toujours par nous jouer des tours... **Un régime à faible teneur en sucre n'interdit pas le plaisir occasionnel d'une pâtisserie ou d'un dessert:** mousse au chocolat ou tiramisu.

En revanche, avaler du sucre par wagon entier, dont une grande partie à notre insu, est dangereux !

Rappelons-nous l'époque où le sucre était un luxe, et traitons-le à nouveau comme tel. Évitons aussi de nous culpabiliser ou de culpabiliser notre entourage ! Quand on consomme du sucre en quantité raisonnable, on ne tombe pas malade !

PRÉPAREZ VOS PLACARDS !

La grande chasse au sucre

Première étape : nous allons jeter un coup d'œil dans vos placards avant de nous rendre en magasin. Passez un peu de temps à identifier les produits à forte teneur en sucre que vous avez actuellement à la maison : desserts préparés, biscuits, gâteaux, bonbons.

Qu'allons-nous faire de tous ces aliments ? Les jeter à la poubelle ?

Si ces aliments peuvent se conserver, déplacez-les hors de la cuisine, dans un cagibi ou dans le garage, où ils pourront être consommés lors de certaines occasions, en respectant les 10 règles d'or.

Si ces produits sont frais, accordez-vous 2 ou 3 jours pour les terminer ou les donner à vos voisins, aux chats du voisinage ou à votre partenaire (dans cet ordre)...

Les trois lois des courses

• Essayez de ne pas faire les courses quand vous avez faim, car vous allez tout simplement acheter n'importe quoi et notamment des produits de *snacking* trop riches en sucres rapides.

• Restez zen. Tant que vous n'avez pas appris à bien déchiffrer les étiquettes, ne faites pas de courses lorsque vous êtes trop pressé.

• Pendant cette période d'apprentissage, évitez aussi de faire les courses avec les enfants ou en couple. Si vous ne pouvez pas faire sans eux, demandez-leur de respecter la règle des 15 % : ils peuvent mettre n'importe quoi dans le chariot tant que la teneur totale en sucre est inférieure à 15 %. Croyez-moi, ils auront du mal à trouver quoi que ce soit d'aussi peu sucré !

Corvée ou jeu de piste ?

Dans un monde idéal, nous passerions 2 ou 3 heures par semaine à trouver des légumes, des fruits et autres produits frais sur les marchés locaux, une heure supplémentaire dans la meilleure boulangerie de la ville pour acheter du pain au levain, et encore 2 ou 3 heures à parcourir les boutiques d'artisans spécialisés.

La vie moderne n'est pas forcément compatible avec ce genre d'emploi du temps ! La plupart d'entre nous se résignent à prendre le chemin du supermarché du coin après le boulot ou le week-end en espérant ne pas avoir à passer plus de 10 minutes en caisse. Allons donc ! Pour rendre les courses beaucoup plus faciles, je vous conseille un jeu de rôles amusant. Faites vos courses comme votre (arrière) grand-mère les aurait faites.

- Mettez de côté tous les produits dont les ingrédients ont des noms bizarres à consonance chimique ou qui se terminent en -ose. Si vous ne reconnaissez pas les noms des ingrédients, votre grand-mère ne les aurait sans doute pas reconnus non plus... et votre corps ne les connaîtra sans doute pas davantage.

- Recherchez les produits avec des listes d'ingrédients courtes. Un produit avec plus de 10 ingrédients devient suspect du fait de sa complexité : on recherche des aliments, pas des médicaments !

- Évitez les allées centrales qui contiennent surtout des produits préparés que votre grand-mère n'aurait pas connus et focalisez-vous sur les allées périphériques pour acheter l'essentiel : la viande, les produits laitiers, les fruits, les légumes et le pain. Les marchés frais sont de très bons endroits pour acheter votre viande, le poisson, les légumes, fruits et produits laitiers, ils proposent très peu (voire pas du tout) de plats préparés.

Une fois les bons réflexes d'achat acquis, faire les courses alimentaires sur Internet est une très bonne option, car cela rend bien plus facile la visite des « allées périphériques »... Avant d'acheter sur Internet, faites quelques visites d'apprentissage en supermarché pour identifier les bons produits à acheter.

Ce que vous pouvez garder dans vos placards

La bonne nouvelle ? Tous les produits naturellement faibles en sucre que vous achetez peuvent rester à leur place.

Produits frais

Viande, poisson, volaille, fromage, œufs, lait, crème fraîche, fromage blanc, tout cela reste en place. Le bac à légumes et la coupe de fruits sont bien remplis.

Épicerie

Vous pouvez garder les conserves de légumes (vérifier la teneur en sucre), les haricots et légumineuses en conserve ou séchés (une excellente source de protéines et de fibres), le poisson en conserve (sardine, thon...), la moutarde, les herbes et épices.

Huiles

Je vous conseille l'huile de coco, le beurre (en petite quantité !) ou une huile d'olive pour la cuisson et une huile d'olive vierge et extraite à froid pour les salades.

Pour plus de saveur

Misez sur les olives, harissa, citrons confits, épices, fines herbes, moutarde, cannelle, vanille. Préférez la sauce soja salée à sa version sucrée.

Ce que vous devez remplacer dans vos placards

Dans les pages qui suivent, nous vous proposons une liste de produits à remplacer, assortie de conseils pratiques pour mettre de la saveur dans vos assiettes. Vous pouvez photocopier cette liste et la coller sur votre réfrigérateur ou sur vos placards, ou encore la conserver dans votre portefeuille pour l'avoir sous la main quand vous faites vos courses.

Sachez en outre que ces substitutions vous feront réaliser des économies importantes. Par exemple, les yaourts nature sont nettement moins chers que les yaourts aromatisés ou enrichis en fruits. Même chose pour une eau parfumée avec des feuilles de menthe, qui coûtera toujours moins chère qu'une boisson sucrée, qu'il s'agisse d'un soda ou d'un jus de fruit.

Zoom sur quelques aliments

Arachides, graines et noix

Les noix reçoivent enfin l'attention qu'elles méritent. Elles contiennent beaucoup de bonnes graisses et sont un des produits naturels les plus énergétiques. Il faut les consommer en petite quantité, mais vous vous sentirez rapidement rassasié !

C'est un très bon moyen de rajouter des nutriments mais aussi de la saveur et de la texture à vos plats.

Une recommandation ? Essayez-les toutes ! Des études montrent que les personnes qui mangent différents types de noix :

- ont tendance à mieux contrôler leur poids ;
- ont moins de problèmes cardio-vasculaires.

Sachez que ce sont les amandes et les noix qui contiennent le plus d'acides gras oméga 3.

Les céréales

Vous pensez que vous ne trouverez jamais un large choix de céréales dans votre supermarché de quartier ? La plupart des magasins bio vendent de vastes sélections de céréales et farines complètes. Plusieurs proposent aussi l'achat en vrac, qui revient moins cher.

Si vous n'aimez pas trop le riz complet (attention, son temps de cuisson est plus long que le riz blanc), vous pouvez trouver au rayon bio de votre supermarché ou dans les boutiques bio des riz thaï ou basmati semi-complet très savoureux.

Les œufs

Les œufs ont mauvaise réputation. Comme les crustacés et le foie, ils contiennent naturellement du cholestérol et on a longtemps cru que manger des aliments riches en cholestérol risquait d'élever son propre niveau de cholestérol. Nous savons maintenant que, pour la plupart d'entre nous, ce n'est pas vrai. Ce qui élève réellement le taux de cholestérol ? Devinez ? Trop de graisses saturées et aussi... le sucre !

Les pics d'insuline déclenchés par la consommation excessive de sucre génèrent la production de cholestérol par le foie. Si vous voulez réduire votre taux de cholestérol, recherchez les fibres et les bonnes graisses. En adoptant ces deux mesures saines, vous pouvez tout à fait conserver les œufs dans vos menus, à condition de ne pas en abuser.

Fiche pratique

Relookez votre chariot

Produits frais

Avant: yaourts aux fruits et desserts.
Après: yaourts nature.
Mon astuce: aromatisez vos yaourts nature au lait entier ou demi-écrémés avec des morceaux de fruits frais ou secs.
Bon à savoir: le yaourt grec contient plus de bonnes graisses et de protéines qu'un yaourt classique et il est si bon qu'on peut le déguster sans rien y ajouter. C'est un choix de dessert « vraiment bon ».

Avant: compotes de fruits avec des sucres ajoutés.
Après: fruits frais et compotes sans sucres ajoutés.
Mon astuce: au besoin, ajoutez vous-même des morceaux de fruits frais, de la compote fraîche ou des noix.

Avant: yaourt à boire.
Après: lait.
Mon astuce: les boissons sucrées à base de yaourt ont une bonne réputation qui n'est pas méritée !

Rayon pain

Avant: pain au lait, pain au chocolat, pain de mie, brioche, crêpes.
Après: pain complet, petits pains complets, pain de seigle, pain au levain.
Mon astuce: les produits à base de grains entiers fournissent plus de fibres et de l'énergie de façon plus lente et plus durable.

Rayon boissons

Avant: boissons gazeuses.
Après: eau.
Mon astuce: ne remplacez pas les boissons sucrées par des boissons allégées ou « light », c'est un exercice inutile qui va entretenir votre dépendance au sucre.

Avant: jus de fruits.
Après: eau.
Mon astuce: parfumez-la avec menthe, jus de citron...

Avant: vin doux, porto, cidre doux, cocktails, boissons énergétiques.
Après: eau, bière, vin sec, champagne brut.
Mon astuce: toujours avec modération. Prenez les boissons énergétiques uniquement après un bon marathon !
Un mot sur l'eau de coco: devenue à la mode, c'est une excellente façon de se réhydrater après une séance d'entraînement intensive. Peut-on la boire comme de l'eau ? Peut-être pas : certaines variétés contiennent une certaine quantité de sucre et, pour rappel, cela compte comme des sucres ajoutés.

Rayon épicerie sucrée et salée

Avant: sauces en conserve.
Après: conserves de tomates.
Mon astuce: les condiments même « acides » peuvent être riches en sucre, donc regardez toujours l'étiquette.

Avant: farine blanche.
Après: farine complète.
Mon astuce: expérimentez des farines issues d'autres céréales (seigle, épeautre, etc.).

Avant: sucre.
Après: cassonade, mélasse, miel, stévia, xylitol.
Mon astuce: pour la cuisson : cassonade, miel et mélasse.

Avant: pâtes, riz blanc, céréales raffinées.
Après: pâtes au blé entier, couscous complet, riz brun ou semi-complet, quinoa.
Mon astuce: le quinoa est riche en fibres et en protéines.

Avant: chocolat en poudre.
Après: cacao en poudre.
Mon astuce: ajoutez de la cannelle pour la douceur.

Avant: céréales pour le petit déjeuner.
Après: céréales et flocons de céréales bruts.
Mon astuce: vous improviserez de délicieux granolas maison...

UN PROGRAMME ADAPTÉ À LA VIE MODERNE

Peut-on manger sur le pouce ou rapidement tout en gardant un régime alimentaire à faible teneur en sucre ? Oui, et cela sera d'autant plus facile que vous aurez bien planifié et préparé à l'avance vos repas à faible teneur en sucre.

Légumes frais ou surgelés ?

Les légumes surgelés sont tout aussi nutritifs que les frais, donc si vous avez de la place dans le congélateur, nous vous proposons de le remplir d'épinards, de petits pois et de légumes mélangés.

Les conserves de légumes contiennent généralement du sel, des sucres ajoutés, et les méthodes de traitement font perdre une partie des vitamines et minéraux aux aliments.

Même si l'impact est parfois mineur (comme par exemple pour les lentilles en boîte), on préférera tout de même les légumes frais ou surgelés.

Cuisson et préparation des aliments

Bien manger est plus facile quand nous avons un peu planifié les choses. Non, cela ne signifie pas tout prévoir sur 30 jours ! Nous parlons juste d'avoir une idée approximative de vos menus pour 2 ou 3 jours.

Cela vous aidera à bien avoir dans votre alimentation les protéines, les fibres, les bonnes graisses et beaucoup de légumes... Et ça deviendra vite un jeu d'enfant pour vous !

La section « Menus et recettes "vraiment bon" » (p. 93 et suivantes) contient beaucoup de recettes faciles et rapides pour atteindre cet objectif. En outre, nous vous proposons page ci-contre quelques façons de relooker les plats que vous prenez sur le pouce.

Fiche pratique

Relooker vos repas sans y passer trop de temps!

Avant: boîte de pâtes préparées au micro-ondes

Durée: 2 min

Après: pâtes de blé entier, cuites à l'avance + la sauce tomate à faible teneur en sucres ajoutés et câpres + une boîte de thon (protéines) + une salade verte (fibres et nutriments)

Durée: 5 min

Avant: bol de riz blanc

Durée: 10 min

Après: pochette quinoa/lentilles et riz au four micro-ondes + 1 poignée de crevettes cuites (protéines) ou 1 œuf dur (protéines) + petits pois surgelés et épinards (fibres et nutriments)

Durée: 10 min

Avant: pizza préparée

Durée: 10-15 min

Après: pizza verte (voir p. 124) ou cheeseburger santé maison (voir p. 139 et 140) + salade verte

Durée: 10 min

Avant: sandwich jambon-beurre-fromage

Durée : 10 min (pour faire la queue !)

Après: une tartine maison préparée avec une grande tranche de pain complet + jambon + fromage + salade mixte avec une poignée d'amandes

Durée : 5 min

Avant: pâtisserie.

Après: yaourt et baies.

Avant: jus de fruits.

Après: eau gazeuse.

TOUT AU LONG DE LA JOURNÉE

Petit déjeuner

- Céréales complètes
- Yaourt nature ou fromage blanc
- Œufs ou noix
- Fruits frais

Quoi de plus facile ? Vous trouverez également au chapitre suivant des recettes de crêpes, de muffins ou de granola.

TENDANCE

Difficile de prendre votre café sans sucre ? Utilisez un bâton de cannelle comme cuillère que vous laissez dans votre café : cela va adoucir son goût et l'épicer légèrement.

Déjeuner

À la cantine, vous aurez sans doute du mal à trouver du riz brun et du quinoa... Même si l'espoir fait vivre... Choisissez des plats riches en protéines avec beaucoup de légumes et éventuellement une salade supplémentaire. Un peu de fromage sera très bien (sans pain), puis prenez un yaourt ou un fromage blanc non sucré pour terminer.

Si votre cantine n'est pas fabuleuse, pourquoi ne pas apporter une salade ou une soupe et combiner cela avec une session de « marche active » pour prendre un peu d'air frais ? Vous aurez l'esprit alerte pour l'après-midi de travail qui vous attend.

La plupart des salades toutes prêtes contiennent peu de protéines et sont riches en glucides raffinés (riz blanc ou pâtes). Préparer son déjeuner est une solution moins chère et sans doute plus adaptée à ce que l'on aime.

Nous vous proposons à partir de la page 104 plusieurs recettes de salades, soupes ou plats qui devraient vous plaire !

Vous mangez à l'extérieur? Suivez les mêmes principes qu'à la cantine : prenez des protéines, mais évitez celles qui sont trop associées à des sauces (sucrées), remplacez le riz et les pommes de terre par un supplément de légumes verts. Terminez avec du fromage ou du fromage blanc.

Dîner

C'est un repas souvent un peu plus compliqué à gérer. Si vous rentrez tard du travail avec une faim d'ogre, pourquoi ne pas préparer votre dîner la veille, de façon à pouvoir manger (sainement) dans les 5 minutes ? Vous pouvez aussi prendre l'habitude de faire des préparations qui serviront pour deux repas au lieu d'un, pour gagner du temps, et en congeler une partie.

Et si vous rentrez chez vous fatigué, avec absolument aucune énergie pour faire la cuisine ? Nous suggérons d'abord de vous asseoir 10 minutes avec une tasse de thé ou un verre d'eau pétillante et une poignée

Le saviez-vous?

Manger une petite portion de glucides dans la soirée favorise le sommeil grâce à l'effet de l'insuline sur les niveaux de sérotonine. Mais vous avez entendu dire que vous ne devriez jamais manger de glucides le soir si vous voulez perdre du poids ? Alors, que faire ? Tout dépend de la taille de la portion et de la qualité des glucides. On peut très bien envisager une portion modérée de glucides lents dans un repas équilibré. Une grande plâtrée de pâtes n'est pas une bonne idée. Que nous ayons besoin de perdre du poids ou non, nous devrions tous éviter de manger entre le dîner et le petit déjeuner du lendemain : cette fenêtre de 10 à 12 heures permet de digérer notre repas et nous aide à brûler correctement les graisses.

d'amandes. Une fois un peu reposé, vous serez dans de meilleures conditions pour élaborer un repas sain, équilibré et relaxant. Cherchez à préparer un repas équilibré avec des céréales entières, une portion de protéines animales ou végétales et des légumes. Par exemple, du saumon grillé avec des lentilles, des épinards et une vinaigrette à base de yaourt et concombre. Ou encore un quinoa arc-en-ciel (recette p. 128), ou une salade de thon (recette p. 120).

Par ailleurs, sachez qu'une petite portion de glucides dans la soirée favorise le sommeil grâce à l'effet de l'insuline sur les niveaux de sérotonine.

LA MOTIVATION

Problème de procrastination?

C'est toujours un problème. Je vais commencer lundi. Lundi prochain. Le mois prochain. L'année prochaine...

Changer d'alimentation, ça vous semble possible dans le monde d'Alice au pays des merveilles, mais juste *pas faisable* dans votre univers? Vous pensez que vous devez gérer trop de choses et que vous n'avez vraiment pas le temps de suivre ce style de vie? Vous le ferez *plus tard*?

Voici une petite suggestion pour vous. Nos vies seront toujours bien occupées et il ne dépend que de nous de nous réserver un peu de temps pour notre santé. Au final, vous et vous seul êtes le gardien de votre santé voire de celle de votre famille.

Malheureusement, personne d'autre ne va le faire pour vous... Ne remettez pas à demain quelque chose de si important, mais gérez plutôt votre santé comme votre plan de retraite.

Changer votre mode d'alimentation vous fera vous sentir mieux dès aujourd'hui, et vous en ressentirez vraiment tous les bénéfices dans quelques années...

C'est trop difficile?

Perdu entre le riz brun, le quinoa, et tous ces produits? Vous ne parvenez pas à comprendre les étiquettes des produits alimentaires?

Déculpabilisez! Vous n'êtes pas seul, car un grand nombre de labels actuels ne sont pas clairs. Vous pensez tout laisser tomber? Je vous conseille plutôt d'appliquer la démarche par étapes.

Vous n'avez pas à faire tous ces changements en une seule fois. Changer 25 % de votre alimentation actuelle vous permettra déjà de réduire votre consommation de sucre. Pensez au lièvre et à la tortue!

• **Commencez par essayer de changer un seul repas par jour pendant un mois.** Le petit déjeuner et le goûter – si vous avez des enfants – ont tendance à être les repas les plus sucrés. Chassez le sucre de ces repas.

• **Puis passez au déjeuner et au dîner.** Après analyse, vous réaliserez peut-être qu'il vous suffit de remplacer votre dessert par un yaourt nature pour faire rentrer un repas dans les clous.

Cela va coûter trop cher!

Vous pensez que réduire sa consommation de sucre n'est possible que pour ceux qui ont des majordomes et leur propre chef cuisinier? Jetez un œil réaliste sur votre budget alimentaire!

• Combien d'argent économiserez-vous en arrêtant d'acheter jus de fruits, smoothies, sodas, gâteaux et biscuits?
• Pouvez-vous réduire ou supprimer ces allers et retours vers le distributeur automatique?
• Pouvez-vous apporter votre déjeuner au bureau?
• Combien pouvez-vous dépenser en moins en prenant 15 minutes un dimanche soir pour planifier vos menus jusqu'au mercredi?

Les céréales et grains complets représentent en effet un budget, mais vous devriez vous y retrouver en comptant les économies faites avec tous les produits que vous n'achèterez plus. Le xylitol et le stévia sont certes plus chers que le sucre, mais ils ne sont pas essentiels pour suivre un régime alimentaire faible en sucre. Vous devez simplement acheter et manger moins de sucre.

Sans sucre, c'est vraiment pas bon !

Vous détestez le goût des céréales complètes, le quinoa vous donne envie de vomir et vous trouvez les lentilles complètement insipides ?

Où est votre goût de l'aventure ? Nous vous avons donné les raisons de réduire votre consommation de sucre et des conseils pour y arriver. Ces conseils sont à utiliser pour créer et suivre votre propre approche. Je ne veux pas vous torturer !

Les épices et les herbes ajoutent de la saveur et du goût aux plats.

Si vous n'aimez vraiment pas le goût des céréales et grains complets, utilisez des céréales et des grains raffinés, en petites quantités avec des légumes et des protéines.

Si vous ne pouvez vraiment pas supporter le goût du yaourt nature sans sucre, rajoutez en vous-même : ce sera toujours mieux que d'acheter un yaourt déjà sucré, car vous pouvez contrôler le sucre que vous ajoutez.

Votre morceau de chocolat de l'après-midi vous manque trop ? Essayez de le remplacer par des fruits et des noix un jour sur deux.

4

Menus et recettes

Voici enfin le grand moment ! Nous avons créé pour vous 44 recettes avec le label « vraiment bon ».

LE LABEL « VRAIMENT BON »

Les recettes qui reçoivent ce label (donc toutes celles que vous trouverez dans cette partie) respectent les principes fondamentaux suivants :

- elles contiennent naturellement peu de sucre et notamment de sucres ajoutés ;
- elles fournissent des glucides lents riches en fibres ;
- en prime, elles sont remplies de vitamines et de minéraux pour vous garder en super forme.

Nous avons même conçu des recettes de ketchup et de cookies au chocolat qui ont été approuvées par notre redoutable équipe de goûteurs…

La cerise sur le gâteau ? Nous vous proposons 2 plannings de menus pour vous aider à tenir le rythme pendant toute la semaine avec des repas à faible teneur en sucre.

Toutes ces recettes sont « vraiment bonnes », avec moins de sucre, des fibres et surtout elles ont bon goût. Famille et amis ont été mis à contribution pour les tester de façon impartiale…

Nous signalons *en italique* les ingrédients qui contiennent ou peuvent contenir des sucres ajoutés. Pour chaque recette, nous précisons **par portion** le nombre de calories, le total de sucre et le total de sucres ajoutés.

LA PHASE DÉTOX : « NO SUGAR »

Enthousiaste ? Prêt à relever le défi ? Nous vous proposons un planning de menus sur une semaine qui va vous faire perdre le goût du sucre sans vous torturer.

Ce planning exclut autant que possible les sucres ajoutés et maintient les quantités de sucres naturels à des niveaux raisonnables, sans compromettre le goût. Qui peut suivre ce planning ? Tous ceux qui veulent « réinitialiser » leur relation au sucre (pensez à un redémarrage d'ordinateur !). **L'objectif: moins de 1 g de sucres ajoutés par jour pour se défaire du besoin de sucré!**

C'est un planning prévu pour des adultes, non des enfants ou des femmes enceintes et, sur le front des calories, nous sommes à 1 200 calories par jour. Vous perdrez donc du poids si vous le suivez à la lettre.

Si vous ne souhaitez pas perdre de poids ou que vous commencez à avoir faim, il y a une liste d'extras à ajouter aux menus. Vous pouvez sinon simplement augmenter la taille des portions.

- **Une envie de sucre?** Mangez un bol de baies ou 2 carrés de chocolat (à 70 %). Ou bien placez un flacon d'essence de vanille sous votre nez pendant une minute. Ce n'est pas une blague : cela fait vraiment passer l'envie de sucre pour certaines personnes !

- **Une petite faim?** Quelques fois, le cerveau confond faim et soif. Buvez un verre d'eau et attendez un quart d'heure pour voir si c'est vraiment de manger que vous avez envie. Si la sensation de faim ne passe vraiment pas, mangez 20 g de noix, ou 30 g de fromage, ou 125 g de yaourt avec des crudités.

Nous avons également suggéré des plats pour le déjeuner que vous pouvez emporter au bureau de façon à éviter le sucre de la cantine ou du restaurant.

Ce planning est très flexible, donc n'hésitez pas à faire évoluer les recettes pour les adapter à votre goût, du moment que vous gardez tous les principes de base en tête. Choisissez des légumes de saison et dites-vous que de nombreuses salades peuvent être légèrement chauffées si souhaitez un plat chaud pendant les mois d'hiver. Si vous avez très faim, n'hésitez pas à ajouter à votre repas des légumes ou une tranche de pain complet.

Nous avons cherché à limiter les temps de préparation et de cuisson, mais vous pouvez aussi gagner du temps en cuisinant en plus grande quantité, pour plusieurs repas.

Et pour les boissons ? Oui, vous pouvez prendre du café ou du thé, mais sans sucre (et certainement pas agrémentés de sirops sucrés).

Nous vous suggérons également d'essayer de suivre une semaine sans alcool, mais bon, si c'est trop difficile, vous pouvez prendre 2 ou 3 verres de vin ou de bière pendant le week-end. Le mieux et le moins cher reste l'eau !

Il va de soi que vous devez être en bonne santé avant de suivre ce planning de menus, si vous avez des problèmes de santé, demandez l'avis de votre médecin avant de le suivre !

Une semaine en phase détox

	Lundi	Mardi	Mercredi
Petit déjeuner	• Smoothie vert	• 1 tranche de pain au levain • 30 g de fromage de chèvre • 20 g de noix « cannelle »	• Smoothie vert
Déjeuner	• Salade de thon • 1 yaourt nature	• Taboulé au chou-fleur • 2 petits-suisses • 100 g de myrtilles	• Soupe aux petits pois • Dip oméga 3
Dîner	• Poulet à la harissa aux légumes rôtis • 30 g d'amandes	• Soupe complète	• Quinoa arc-en-ciel • Haricots verts
Total calories	1 222	1 050	1 225
Total sucre	22 g	22,5 g	24,5 g
Sucres ajoutés	0 g	1 g	0 g

Astuce: pour cette phase, privilégiez nos recettes de plats « no sugar » (voir p. 135-149).

Jeudi	Vendredi	Samedi	Dimanche
• 1 tranche de pain au levain • 30 g de fromage de chèvre • 20 g de noix « cannelle »	• Smoothie vert	• 1 tranche de pain au levain • 2 œufs • 5 g de beurre	• Pancakes salés au petit-suisse
• Salade de thon	• Salade du super-héros • 2 c. à s. de houmous • 1 yaourt nature	• La reine des salades de pâtes	• Canard au wok • 100 g de nouilles (soja ou riz complet) • 1 yaourt grec • 20 g de noix « cannelle »
• Poivrons ultralégers et ultrabons • 1 filet de poisson blanc grillé • Sauce avocat	• Steak simplement bon • Salade aux herbes • 30 g d'amandes	• Poisson à la provençale • Épinards	• Pizza verte • Salade verte
1 150	1 158	1 010	1 275
22 g	20,5 g	21,5	18 g
0 g	0 g	1 g	1 g

LA STABILISATION : LOW SUGAR

Pour cette phase de stabilisation, nous vous proposons à nouveau un planning de menus sur une semaine. **Votre objectif: moins de 25 g de sucres ajoutés, et avec le sourire.** Ce but est vraiment, vraiment à votre portée. À notre avis, il est plus facile d'être très raisonnable pendant la semaine et un peu plus « cool » le week-end. On ne parle pas d'un régime, mais d'une bonne façon de vivre...

Éviter

- les boissons sucrées ;
- le sucre dans le café et le thé ;
- le petit déjeuner bien sucré avec jus de fruits, céréales de petit déjeuner, et pâtes à tartiner commerciales ;
- les sucreries, les bonbons ;
- les produits industriels qui ne suivent pas les règles du maximum de 15 % de sucre.

Limiter

- les desserts sucrés à 1 ou 2 fois par semaine ;
- l'alcool à 4-6 verres par semaine ;
- le chocolat noir à 25 g, 1 ou 2 fois par semaine.

L'équilibre sur trois repas

- **Petit déjeuner:** 400 calories, 15 g de sucre, 5 g de sucres ajoutés.
- **Déjeuner:** 800 calories, 20 g de sucre, 10 g de sucres ajoutés.
- **Dîner:** 600 calories, 20 g de sucre, 5 g de sucres ajoutés.

Au déjeuner, choisissez des plats qui limitent les sucres « rapides »: soit on complète par un deuxième légume, soit on réduit la quantité.

Attention à la taille des portions. Une portion de protéines pèse environ 100 à 150 g. Une portion de féculents lents cuits pèse 100 g. N'hésitez pas à remplir votre assiette avec des légumes : pour eux, il n'y a pas de limites !

Un mot sur les gâteaux !

La plupart des gâteaux et pâtisseries contiennent au moins 20 g de sucres ajoutés par portion. La section des plats « vraiment bons » contient très peu de sucre.

En ce qui concerne la préparation des gâteaux et desserts, vous avez les options suivantes :

- occasionnellement, préparer le dessert sans réduire les quantités de sucre et le savourer avec grand plaisir !
- réduire la quantité de sucre de vos recettes de 50 % (sauf pour les meringues ou les pâtisseries fines). Les fruits (ou légumes) frais peuvent être utilisés pour remplacer le sucre et certaines graisses ;
- remplacer tout ou partie du sucre avec du stévia ou du xylitol. Il vous faudra ajouter plus de liquide dans la préparation, car les édulcorants absorbent plus d'eau que le sucre.

Une semaine en phase stabilisation

	Lundi	Mardi	Mercredi
Petit déjeuner	• Granola • Fromage blanc • Fruits rouges	• 1 tranche de pain au levain ou pain complet • Tartinade aux fruits • 1 yaourt nature	• Smoothie violet • 1 tranche de pain complet • 20 g de fromage
Déjeuner	Cantine • Salade de concombres • 1 steak haché • Haricots verts • Assiette d'ananas frais	Traiteur asiatique • Salade de chou • 2 raviolis aux crevettes • 2 brochettes de poulet • Légumes mixtes	Brasserie • Soupe • Filet de bar • Ratatouille ou épinards • 30 g de fromage • Salade verte
Dîner	• Omelette au fromage et tomates • Salade aux fines herbes • 1 tranche de pain complet (facultatif)	• Soupe complète • 20 g de noix « cannelle » • 1 fruit	• Quinoa arc-en-ciel • 1 fruit
Total calories	1 725	1 605	1 660
Total sucre	45 g	47,5 g	64 g
Sucres ajoutés	15 g	12 g	10 g

Astuce: pour cette phase, privilégiez nos recettes de plats « low sugar » (voir p. 151-161).

Jeudi	Vendredi	Samedi	Dimanche
• 1 tranche de pain au levain ou pain complet • Tartinade aux fruits • 1 yaourt nature • 1 fruit	• Granola • Fromage blanc • Fruits rouges	• 2 grenades du sportif	• Smoothie violet
Cantine • Salade aux œufs durs • Filet de porc grillé • Légumes mixtes • Petits pois • Salade de fruits	Traiteur japonais • Soupe miso • Un grand bol de salade de chou • Sashimis • 6 sushis	• Salade de thon • 1 yaourt	• Dip oméga 3 • Crudités • Saumon aux lentilles • Épinards • Crumble healthy • 1 ou 2 verres de vin
• Moules à la thaïe • Salade mixte	• Burgers (sans le petit pain) • Ketchup maison • Frites au four • Salade verte • Mousse au chocolat • 1 ou 2 verres de vin	• 30 g de houmous • Crudités • Agneau au citron et tahini • Couscous •Tomate-feta • Fruit • 1 ou 2 verres de vin	• Petite soupe aux petits pois • 30 g de fromage • Salade verte
1 605	2 043	1 995	1 695
40 g	56 g	59 g	57 g
12 g	21 g	10 g	11 g

Petit déjeuner et goûter

Gâteau au yaourt

Si vous ne trouvez pas de xylitol, vous pouvez utiliser du sucre brun (3/4 pot soit 80 g) et supprimer le miel. Le gâteau contiendra alors plus de sucre, mais toujours beaucoup moins qu'un gâteau classique !

Calories par portion 250	Sucre par portion 3 g	Dont sucres ajoutés par portion 2,5 g

Préparation 15 min

Cuisson 30 min

Ingrédients pour 8 pers.
1/2 paquet de levure
1 pot de yaourt nature
1/2 pot de beurre fondu
1 pot de xylitol
2 c. à c. de miel
3 pots de farine de blé complet
2 œufs
1 c. à c. de cannelle

Instructions
Mélanger tout simplement les ingrédients un à un, dans l'ordre de la liste.
Verser la pâte dans un moule à gâteau (24-25 cm), graissé.
Faire cuire à 180 °C (th. 6) pendant 30 min environ, dans un four préchauffé.
Vérifier la cuisson avec la pointe d'un couteau, qui doit ressortir sèche.

Muffins «santé»

Amusez-vous à jouer avec les saveurs! Vous pouvez remplacer le sucre par du xylitol pour avoir 0 % de sucres ajoutés, mais ajoutez une cuillère à soupe de lait. Personnellement, je préfère ces muffins avec un petit peu de «vrai sucre» pour la texture!

Calories par portion 190	Sucre par portion 11 g	Dont sucres ajoutés par portion 4 g

Préparation 10 min

Cuisson 25 min

Ingrédients pour 12 muffins
200 g de farine de blé (de préférence complète)
50 g de petits flocons d'avoine
2 c. à c. de levure chimique
50 g de sucre brun
2 œufs battus
100 g de beurre fondu
125 ml de yaourt nature
125 ml de compote
1 banane écrasée
baies surgelées, pomme râpée, fruits secs, noix, graines...

Instructions
Chauffer le four à 180 °C (th. 6) et préparer des moules à muffins en silicone.
Mélanger les ingrédients secs (farine, flocons d'avoine, sucre et levure) et y ajouter les ingrédients humides. Ajouter les arômes de votre choix. Nos favoris? Les myrtilles et les framboises. Mélanger légèrement (sinon les muffins seront trop denses).
Mettre au four pendant 20 à 25 min.

Barres céréales et fruits rouges

Bon en dessert aussi. Vous pouvez utiliser du beurre de cacahuètes, mais surtout sans sucres ajoutés !

Calories par portion 200	**Sucre par portion** 12 g	**Dont sucres ajoutés par portion** 4 g

Préparation 15 min

Cuisson 40 min

Ingrédients pour 16 barres
300 g de petits flocons d'avoine
50 g d'amandes en poudre
50 g de graines de tournesol
100 g de beurre
75 g de miel
50 g de beurre d'amandes
2 bananes écrasées
250 g de framboises

Instructions
Chauffer le four à 180 °C (th. 6) et préparer des moules à gâteau carrés (20 cm x 25 cm).
Faire fondre dans une grande poêle le beurre, le miel et le beurre d'amande, et laisser à feu doux pendant 5 à 10 min.
Quand le mélange est fondu, ajouter les flocons d'avoine, les amandes en poudre et les graines.
Dans un bol, mélanger les framboises et les bananes.
Mettre la moitié du mélange de céréales dans le moule et aplatir le mélange assez fortement (j'utilise un pilon).
Ajouter le mélange de fruits et le répartir sur la base de céréales.
Saupoudrer ensuite au-dessus le reste du mélange de céréales, en faisant attention à bien couvrir les fruits.
Mettre au four pendant 35 à 40 min.

Tartinade au chocolat

Un vrai goût de noisette, sans le goût beaucoup trop sucré des pâtes à tartiner commerciales. On peut aussi l'utiliser pour des gâteaux et si on a un vrai besoin de grignoter, une cuillère à café de tartinade sur des quartiers de pomme vous fait un snack santé. Il faut un bon mixeur pour mixer les noisettes. 1 portion = 15 g. Notez bien que 15 g de pâte à tartiner commerciale contiennent 8,5 g de sucre !

Calories par portion	Sucre par portion	Dont sucres ajoutés par portion
60 (15g)	4 g	1,5 g

Préparation 5 min

Cuisson 10 min

Ingrédients pour 1 pot (500 ml)
400 g de noisettes blanches
4 dattes medjul, dénoyautées
30 g de cacao en poudre
45 g de sucre brun
1 c. à c. d'essence de vanille
50 à 100 ml de lait végétal
(je conseille le lait d'amandes)
2 c. à c. d'huile de coco,
ou d'olive

Instructions
Chauffer le four à 250 °C (th. 8) et placer les noisettes sur une plaque de cuisson. Mettre au four pendant 5 à 10 min. Faire très attention à ne pas laisser brûler les noisettes !
Dans un bon mixeur, mixer les noisettes pendant 1 min pour avoir une poudre fine. Ajouter les autres ingrédients en commençant par 50 ml de lait et mixer encore pendant 1 min.
Goûter (mais attention, juste un petit peu !). Ajouter plus de lait, de vanille, de poudre de cacao en fonction de votre goût et de la consistance que vous souhaitez obtenir.
Mettre dans un pot avec un couvercle et placer au frais. Se conserve 2 à 3 semaines dans le réfrigérateur.

Cookies exotiques

En utilisant les fruits en purée, on n'a pas besoin de beaucoup de beurre. Tous nos testeurs ont adoré ! Vous pouvez aussi utiliser 80 g de sucre brun (calories par portion = 160, sucre total = 8 g, dont sucres ajoutés 6 g). Notez bien qu'il y a 18 g de sucres ajoutés pour 1 cookie acheté dans le commerce !

Calories par portion 155	Sucre par portion 3,5 g	Dont sucres ajoutés par portion 1,5 g

Préparation 15 min

Cuisson 15-20 min

Ingrédients pour 18 cookies

2 poires bien mûres
200 g de farine complète
50 g de flocons d'avoine
30 g de noix de coco râpée
30 g de cacao en poudre
5 g de levure
80 g de beurre
100 g chocolat à 70 %
80 g de xylitol ou de stévia
1 œuf battu
1/2 cm de gingembre frais

Instructions

Préchauffer le four à 180 °C (th. 6).
Préparez 2 plaques de cuisson et les couvrir avec du papier cuisson. Faire ramollir le beurre.
Couper les poires en quartiers et retirer la partie centrale. Laisser la peau, pour les fibres. Enlever la peau du gingembre (on peut l'utiliser pour faire une infusion).
Mixer les poires avec le gingembre pour obtenir une purée. Placer dans un saladier.
Ajouter tous les autres ingrédients et mélanger légèrement. Utiliser 2 cuillères à soupe pour mettre la pâte à cookies sur la plaque de cuisson ; le mélange est assez mou. Laisser un peu d'espace entre les cookies, car ils gonflent pendant la cuisson.
Mettre au four pendant 15 à 20 min.
Les cookies sont plutôt mous à la sortie du four, il faut donc les laisser refroidir sur la plaque de cuisson pendant 5 à 10 min.
S'il en reste (pas sûr !), ils peuvent être stockés dans une boîte à biscuits pendant 2 à 3 jours.

Smoothie vert

Un goût de salade « liquide ». Cela vous semble étrange ? Ayez le sens de l'aventure et lancez-vous !

Calories	Sucre	Dont sucres ajoutés
par portion 255	**par portion** 5 g	**par portion** 0 g

Préparation 10 min

Ingrédients pour 1 pers.

50 g de pousses d'épinards
100 ml de yaourt grec
30 g de concombre
2 feuilles de menthe
1/2 avocat
1/2 citron vert pressé
1 c. à c. de purée d'amandes
1 pincée de cannelle
Glaçons
Sel et poivre

Instructions

Mixer tous les ingrédients et boire avec plaisir !

Pancakes au petit-suisse

Très bien pour un brunch en famille le week-end. Pour une option salée, remplacer les fruits par 50 g d'épinards et 25 g de parmesan râpé que vous mélangez bien avec la pâte (calories pour 2 pancakes : 230, total du sucre : 0,8 g).

Calories par portion 240	Sucre par portion 3,5 g	Dont sucres ajoutés par portion 0 g

Préparation 5 min

Cuisson 5-6 min

Ingrédients pour 8 pancakes

50 g farine complète
50 g de flocons d'avoine
3 pots de petit-suisse nature
2 œufs
50 ml de lait (végétal ou animal)
1/2 c. à c. de cannelle
1 c. à c. de levure
50 g de framboises (fraîches ou surgelées)
1 banane, bien mûre, écrasée
Beurre pour la cuisson

Instructions

Mixer les flocons d'avoine pour avoir une texture plus « farineuse ».
Mélanger tous les ingrédients ensemble, sauf les framboises. Incorporer les framboises en douceur à la pâte en écrasant un petit peu. Si on les écrase trop, la pâte devient rose !
Graisser une poêle antiadhésive avec un peu de beurre et placer sur un feu vif. Quand elle est chaude, ajouter une grosse cuillerée du mélange et faire cuire 2 à 3 min de chaque côté. Répéter jusqu'à ce que la pâte soit épuisée.
Servir les crêpes nature, avec les noix à la cannelle ou la tartinade aux fruits.

Noix à la cannelle

Un goût sucré mais sans sucres ajoutés. Très bon mélangé avec du yaourt nature pour le petit déjeuner. La cannelle donne un goût sucré sans avoir à ajouter du sucre. Certaines études médicales montrent également que la cannelle peut être favorable au contrôle des niveaux de sucre dans le sang, car elle contribue à améliorer la sensibilité à l'insuline.

Calories	Sucre	Dont sucres ajoutés
par portion 115 (20 g)	**par portion** 0,4 g	**par portion** 0 g

Préparation 10 min

Cuisson 5 min

Ingrédients pour 200 g
200 g de noix mélangées
1 c. à c. d'huile d'olive ou de coco
1 c. à c. de cannelle en poudre
1 pincée de sel

Instructions
Chauffer le four à 200 °C (th. 7).
Mélanger les noix avec l'huile, la cannelle et le sel. Les répartir sur une plaque de cuisson. Mettre au four pendant 5 à 10 min. Faire très attention à ne pas laisser brûler les noix !
Vous pouvez laisser les noix telles quelles, ou les mixer un petit peu pour varier la forme.

Tartinade aux fruits

Comme une confiture, mais vraiment sans sucres ajoutés. Très bon aussi mélangée avec du yaourt grec en dessert. Vous pouvez utiliser n'importe quel fruit. Une bonne façon d'utiliser les fruits trop mûrs.

Calories	Sucre	Dont sucres ajoutés
par portion 13 (30 g)	par portion 1,5 g	par portion 0 g

Préparation 10 min

Cuisson 5 min

Ingrédients pour 1 pot

250 g de fruits (je conseille les fraises et les abricots)
15 g d'arrow root
30 ml d'eau

Instructions

Mettre les fruits dans une casserole et faire chauffer 5 à 10 min en ajoutant un peu d'eau. Si nécessaire, écraser les fruits pour obtenir une purée avec des morceaux.
Mélanger l'arrow-root avec 30 ml d'eau et l'ajouter aux fruits. Incorporer l'arrow-root à la purée de fruit, porter à ébullition. Remuer constamment sur feu doux jusqu'à ce que le mélange épaississe (5 min).

Grenade du sportif

Bien pour le goûter et après le sport ! J'adore aussi avec mon expresso, après le déjeuner, le week-end... Comme vous le savez désormais, les fruits secs contiennent beaucoup de sucre, mais aussi beaucoup de fibres. Si vous ne trouvez pas de noix de cajou grillées, vous pouvez les griller vous-même sous un grill, bien chaud pendant 5 min. Ce n'est pas une étape nécessaire, mais cela donne un meilleur goût.

Calories par portion 170	Sucre par portion 6,5 g	Dont sucres ajoutés par portion 0 g

Préparation 10 min

Ingrédients pour 12 grenades

200 g de noix de cajou (idéalement grillées et sans sel)
250 g d'abricots secs mais moelleux
2 c. à c. de beurre d'amandes
1/2 c. à c. de cannelle en poudre
1 pincée de gingembre en poudre
30 à 50 g de noix de coco râpée

Instructions

Mixer les noix de cajou pour obtenir une poudre à grosses particules. Ajouter les autres ingrédients, sauf la noix de coco râpée, et mixer encore. Vous allez avoir une pâte souple.
Mettre la noix de coco dans un grand bol. Avec des mains bien propres, formez 12 petites boules de pâte et roulez-les dans la poudre de noix de coco.
Mettre au frigo. Les grenades peuvent être stockées pendant au moins une semaine, mais elles sont en général mangées rapidement !

Smoothie violet

Un goût tout doux ! Les dattes sont fortement sucrées. Une datte contient 16 g de sucre. Cela compte comme du sucre naturel et pas comme des sucres ajoutés, mais à consommer avec modération...

Calories	Sucre	Dont sucres ajoutés
par portion 200	**par portion** 20 g	**par portion** 0 g

Préparation 10 min

Ingrédients pour 1 pers.
25 g d'épinards
150 ml de lait d'amandes
50 g de fruits rouges surgelés
1 datte medjul
1 c. à c. de purée d'amandes
2 pincées de cannelle

Instructions
Mixer tous les ingrédients et boire avec gourmandise !

Granola Bye Bye Sugar

J'adore le granola, mais la plupart de ceux produits dans le commerce sont riches en sucre sous une forme ou une autre. Cette recette a une faible teneur en sucre, est riche en protéines et a un super-goût. Idéal pour le petit déjeuner ou comme pâte à crumble. Si vous voulez réduire le sucre encore plus, n'ajoutez pas les cranberries.

Calories par portion 260	Sucre par portion 11 g	Dont sucres ajoutés par portion 3 g

Préparation 10 min

Cuisson 40 min

Ingrédients pour 12 parts

300 ml de jus de grenade (ou un autre fruit)
200 g de flocons d'avoine
150 g de flocons de sarrasin (ou autres flocons)
100 g de noix mélangées non salées
125 g de graines mélangées (tournesol, citrouille, sésame)
25 g d'huile de noix de coco fondue
1 c. à c. de cannelle
125 g de cranberries sèches et sans sucres ajoutés

Instructions

Placer le jus de fruits dans une casserole et faire bouillir jusqu'à réduction de moitié : environ 150 ml. Pour que la consistance soit légèrement sirupeuse, cela va prendre environ 10 min. Laisser refroidir légèrement.

Dans un grand bol, mettre tous les autres ingrédients, sauf les cranberries séchées. Verser le sirop par-dessus et mélanger de façon à ce que les ingrédients soient bien enrobés du sirop.

Placer le mélange sur une plaque à pâtisserie ou dans un grand plat et passer au four à 170 °C (th. 6) pendant 20 à 30 min, jusqu'à ce que la préparation soit grillée. Remuer le mélange toutes les 10 min pendant la cuisson. À la fin, ajouter les cranberries.

Laisser refroidir et conserver dans un récipient à céréales étanche à l'air.

Dips et salades

Houmous

Un dip que l'on peut vraiment utiliser comme base pour beaucoup de choses : dans les sandwichs, ou les salades... À faire en bonne quantité : il se conserve au frigo pendant 3 à 4 jours.

Calories par portion 165	Sucre par portion 1,5 g	Dont sucres ajoutés par portion 0 g

Préparation 10 min

Ingrédients pour 4 pers.

425 g de pois chiches en boîte
1/4 d'un petit citron confit au sel
4 à 5 c. à s. d'huile d'olive
2 c. à s. de tahini
2 c. à s. de yaourt grec
1 ou 2 citrons
2 gousses d'ail
1/2 c. à c. de cumin en poudre
2 brins de coriandre
Sel et poivre

Instructions

Écraser l'ail. Enlever la chair du citron confit. Égoutter et rincer les pois chiches. Presser les citrons.
Mettre tous les ingrédients dans un mixeur et mixer jusqu'à obtenir une pâte très molle. Ajouter plus de citron ou d'huile selon votre goût.
Servir avec des crudités ou des tranches de pita (idéalement complète !).

Poivrons ultralégers et ultrabons

Une super recette d'entrée pour un dîner parce qu'elle peut être préparée bien à l'avance. C'est bon chaud ou froid. Bref, c'est toujours bon !

Calories par portion 80	**Sucre par portion** 5 g	**Dont sucres ajoutés par portion** 0 g

Préparation 10 min

Cuisson 1 h 20

Ingrédients pour 4 pers.
2 gros poivrons rouges
1/2 barquette de tomates cerises
2 gousses d'ail
8 filets d'anchois à l'ail égouttés
4 brins de romarin
3 c. à s. d'huile d'olive
1 grande poignée de roquette
Sel et poivre

Instructions
Préchauffer le four à 180 °C (th. 6).
Couper les poivrons dans le sens de la longueur et enlever les pépins.
Si possible, garder la tige pour la présentation ! Couper les tomates cerises en deux et l'ail en tranches fines.
Avec des ciseaux de cuisine, couper les anchois en petits morceaux.
Mettre les poivrons dans un grand plat de cuisson avec un filet d'huile d'olive, côté coupé vers le haut. Rôtir pendant 40 min, jusqu'à ce qu'ils soient tendres, tout en gardant leur forme.
Mettre 4 moitiés de tomates, quelques tranches d'ail, quelques petits brins de romarin et quelques morceaux d'anchois dans le creux de chaque poivron.
Arroser d'huile d'olive, puis rôtir à nouveau pendant 30 min, jusqu'à ce que les tomates soient tendres et les poivrons remplis d'un jus savoureux.
Laisser refroidir et servir chaud ou à température ambiante. Servir avec la roquette.

Dip oméga 3

Le maquereau est une bonne source d'oméga 3 et c'est un poisson bon marché. Quand on pense oméga 3, on pense plutôt au saumon, mais n'oubliez pas ce poisson à la réputation plus modeste. C'est un poisson issu de la pêche durable, notamment s'il est pêché à la ligne.

Calories par portion 185	Sucre par portion 0,5 g	Dont sucres ajoutés par portion 0 g

Préparation 10 min

Ingrédients pour 4 pers.
2 filets de maquereau fumé
100 g de Carré Frais ou de Saint-Moret
Zeste et jus d'un citron
1 petite poignée de ciboulette fraîche hachée
Sel et poivre

Instructions
Enlever la peau du maquereau et mettre les filets dans un mixeur avec les autres ingrédients. Ajouter un peu plus de jus de citron si nécessaire en fonction de vos besoins.
Bien mixer et mettre la pâte dans 4 petits bols : c'est plus joli ! Servir avec les crudités et/ou une salade verte.

La reine des salades de pâtes

Une idée de vinaigrette : 4 c. à s. d'huile d'olive, 2 c. à s. de vinaigre balsamique, 1 c. à s. de sauce soja salée.

Calories par portion 405	Sucre par portion 4,5 g	Dont sucres ajoutés par portion 0 g

Préparation 10 min

Cuisson 10 min

Ingrédients pour 4 pers.
200 g de pâtes complètes
1 gros poivron rouge
1 petite courgette
150 g de tomates cerises
20 olives noires
3 brins de basilic
1 poignée d'épinards
1 poignée de roquette
25 g de parmesan râpé

Pour le pesto
1 boîte de sardines à l'huile de 135 g
2 oignons nouveaux
le zeste et le jus d'un citron
1 brin de basilic
20 g de pignons de pin
50 g de tomates semi-séchées à l'huile
Sel et poivre

Instructions
Préchauffer le gril. Égoutter les sardines et les tomates. Mettre tous les ingrédients du pesto dans un mixeur avec 1 c. à s. de l'huile des tomates. Mélanger jusqu'à obtention d'une pâte lisse.
Mettre le poivron au four 10 min, en le tournant plusieurs fois, jusqu'à ce que la peau soit un peu noire. Laisser le poivron refroidir. La recette peut aussi marcher avec le poivron cru.
Pendant ce temps-là, couper la courgette en petits dés et les tomates en moitiés. Les mettre dans un saladier avec les olives. Dès que le poivron est refroidi, le peler, le couper, enlever ses pépins et le couper en lamelles. Le rajouter dans le saladier.
Cuire les pâtes selon les instructions du paquet, et les ajouter à la préparation. Verser le pesto et mélanger. Râper le parmesan en gros morceaux et le répandre sur la salade.
Juste avant de servir, ajouter les épinards, la roquette et le basilic ciselés.

Salade de thon

Une idée de vinaigrette : 150 ml de yaourt grec nature, 2 brins de menthe ciselés, 1/2 concombre haché. Très bonne avec les crudités, mais aussi avec le poisson.

Calories par portion 360	Sucre par portion 5 g	Dont sucres ajoutés par portion 0 g

Préparation 5 min

Ingrédients pour 2 pers.
160 g de thon en boîte, égoutté
425 ml de haricots cannellini en boîte égouttés
1 petit demi-oignon rouge
1 petit bulbe de fenouil
1 petite courgette
2 brins de persil
1 c. à s. de graines de citrouille
le zeste d'un demi-citron
Jus d'un citron
1 c. à c. de moutarde à l'ancienne
2 c. à s. d'huile d'olive
Sel et poivre

Instructions
Griller les graines de citrouilles 5 min à sec dans une poêle. Hacher l'oignon et l'arroser avec un peu de jus de citron. Mettre de côté : l'attente adoucira le goût de l'oignon.
Couper la courgette en petits dés et couper le fenouil en fines lamelles. Mettre dans un saladier et ajouter les haricots, le thon et l'oignon.
Préparer une vinaigrette avec la moutarde, l'huile d'olive, le zeste et le jus de citron. Assaisonner. Verser sur la salade et mélanger en douceur.
Saupoudrer la salade avec le persil haché et les graines de citrouilles.

Salade «superhéros»

On utilise une vinaigrette à base de houmous (voir p. 124) Servir avec également du houmous sur le côté. Miam...

Calories par portion 235	Sucre par portion 5 g	Dont sucres ajoutés par portion 0 g

Préparation 10-15 min

Cuisson 40 min

Ingrédients pour 4 pers.
100 g d'orge perlé ou de riz complet
150 g de patate douce
150 g de brocoli
150 g de fèves fraîches écossées
10 tomates cerises
50 g de champignons de Paris
2 oignons nouveaux
25 g de graines de sésame grillées
2 brins de persil
3 brins de menthe
2 brins de ciboulette

Pour la vinaigrette
40 g de houmous
1 c. à s. d'huile d'olive
1 citron pressé
Sel et poivre

Instructions
Cuire le riz ou l'orge suivant les instructions du paquet. En général : 15 min pour l'orge perlé, 30 min pour le riz complet.
Éplucher la patate douce et la couper en petits dés. Couper les brocolis en petites fleurs. Cuire la patate douce à la vapeur une petite dizaine de minutes. Ajouter les fleurs de brocoli et continuer la cuisson 5 min. Dès qu'ils sont prêts, rincer les légumes sous l'eau froide pour arrêter la cuisson.
Mettre les fèves dans une casserole d'eau bouillante et faire cuire 4 à 5 min. Passer sous l'eau froide et enlever les peaux de chaque fève en grattant avec l'ongle.
Mettre la patate douce, le brocoli et les fèves dans un saladier avec l'orge ou le riz. Couper les tomates en deux, hacher les champignons et les oignons. Les ajouter dans le saladier avec les graines grillées et les herbes fraîches, ciselées.
Préparer la vinaigrette en mélangeant tous ses ingrédients, assaisonner et ajouter plus de jus de citron si vous le souhaitez. Verser sur la salade et mélanger l'ensemble avec douceur.

Salade Viva Brasil

Une idée de pesto : 80 g d'huile d'olive, 40 g de pignons de pin grillés, 40 g de parmesan, 4 brins de basilic, 1 gousse d'ail. Bien mixer. Formidable avec des légumes rôtis ou des salades de haricots.

Calories par portion 260	Sucre par portion 3 g	Dont sucres ajoutés par portion 0 g

Préparation 10 min

Cuisson 10 min

Ingrédients pour 2 pers.
425 g de haricots rouges en boîte, égouttés
1/2 oignon rouge
150 g de haricots verts
10 olives vertes
200 g de crevettes roses cuites
1 avocat
150 g de tomates cerises
450 g de cœurs de palmier en boîte égouttés
1 c. à s. d'huile d'olive
Jus et zeste d'un citron vert
• 2 c. à s. d'eau de coco (ou de l'eau)
1/2 piment rouge, frais
4 brins de coriandre
Sel et poivre

Instructions
Hacher l'oignon en fines lanières et concasser l'avocat. Presser le jus d'1/2 citron vert.
Cuire les haricots verts à la vapeur jusqu'à ce qu'ils soient tendres (compter environ 5 à 10 min).
Couper les olives et les cœurs de palmier en fines rondelles, et couper les tomates cerises en deux. Hacher le piment rouge.
Placer les légumes, les haricots et les crevettes dans un saladier.
Mélanger le zeste et le jus du citron vert restant avec 1 c. à s. d'huile d'olive.
Ajouter les 2 c. à s. d'eau de coco.
Assaisonner. Verser sur la salade. Ajouter la coriandre hachée et garder au réfrigérateur jusqu'au moment de servir.

Plats no sugar

Soupe complète

Une soupe avec plein de légumes et beaucoup de protéines grâce aux légumes secs. Un véritable repas santé ! Le vinaigre balsamique contient des sucres ajoutés, donc à utiliser en petites quantités !

Calories par portion 240	Sucre par portion 6,5 g	Dont sucres ajoutés par portion 1 g

Préparation 10-15 min

Cuisson 40 min

Ingrédients pour 4-6 pers.
425 g de haricots en boîte
425 g de haricots rouges en boîte
1 c. à s. d'huile d'olive
1 oignon
2 branches de céleri
1 carotte
1 courgette
1 gros poivron rouge
1 c. à s. de purée de tomates
2 gousses d'ail
1 l de bouillon (2 cubes)
6 tranches de viande des Grisons
100 g chou frisé ou kale
1 c. à c. de vinaigre balsamique
2 brins de basilic
30 g de parmesan
Sel et poivre

Instructions
Ouvrir et égoutter les boîtes de haricots. Couper tous les légumes en petits dés sans les mélanger. Émincer l'ail.
Faire chauffer l'huile d'olive dans une casserole et ajouter l'oignon. Faire fondre l'oignon 5 min, puis ajouter le céleri et la carotte. Faire revenir le tout encore 5 min. Ajouter le bouillon et laisser cuire encore 10 min. Ajouter la courgette, le poivron, l'ail, les haricots et la purée de tomate dans la casserole et faire cuire pendant 10 min.
Pendant ce temps, découper le chou et émincer la viande des Grisons en lanières avec des ciseaux de cuisine.
Ajouter le chou, le vinaigre et la viande des Grisons et laisser frémir 5 min, jusqu'à ce que les légumes soient cuits.
Assaisonner. Hacher finement le basilic et l'ajouter dans la casserole. Servir avec le parmesan râpé et un filet d'huile d'olive.

Pizza verte

Si vous ne trouvez pas de tomates demi-sèches, vous pouvez utiliser le caviar de tomates. Servir avec une salade verte.

Calories par portion 300	Sucre par portion 4 g	Dont sucres ajoutés par portion 0 g

Préparation 10-15 min

Cuisson 10 min

Ingrédients pour 2 pers.
2 courgettes de taille moyenne
100 g de fromage chèvre doux
50 g de tomates demi-sèches à l'huile, égouttées
25 g de pignons de pin
1 brin de basilic frais
Huile d'olive
Sel et poivre

Instructions
Couper les courgettes dans la longueur, pour avoir 4 grandes tranches d'une épaisseur de 0,5 cm. On peut utiliser le reste des courgettes dans une bonne salade.
Préchauffer le gril. Faire chauffer une plancha à feu vif avec un filet de l'huile d'olive. Faire cuire les courgettes pendant 3 à 4 min de chaque côté. Placer ensuite les tranches de courgettes sur une plaque de four.
Mixer les tomates avec les pignons de pin et le basilic. Assaisonner avec le poivre. Normalement, vous n'avez pas besoin d'ajouter de sel.
Étaler la pâte sur les courgettes puis, très doucement, le fromage de chèvre. Ajouter un filet d'huile d'olive.
Mettre les pizzas sous le gril pendant 5 à 6 min. Le fromage doit être un peu grillé.

Petite soupe aux petits pois

J'adore cette soupe verte et vivifiante ! On peut aussi la consommer froide, elle est tout aussi délicieuse.

Calories par portion 180	Sucre par portion 8 g	Dont sucres ajoutés par portion 0 g

Préparation 10-15 min

Cuisson 25 min

Ingrédients pour 4-6 pers.
1 c. à s. d'huile d'olive
500 g de petits pois surgelés
1 oignon
1 pomme de terre (200 g)
1 bulbe de fenouil
800 ml de bouillon (1 cube)
1 brin de menthe fraîche
1 poignée de jeunes pousses d'épinards
Sel et poivre

Instructions
Hacher l'oignon et couper la pomme de terre et le fenouil en petits dés. Laisser la peau sur la pomme de terre, pour garder les fibres.
Chauffer l'huile d'olive sur feu moyen et ajouter l'oignon. Laisser cuire 5 min.
Ajouter la pomme de terre et le fenouil et laisser sur un feu plus doux 10 min.
Ajouter les petits pois et le bouillon et laisser 10 min de plus, jusqu'à ce que les légumes soient cuits.
Retirer la casserole du feu, ajouter le brin de menthe (sauf 2 feuilles) et les épinards. Assaisonner. Mixer la soupe et arroser avec quelques gouttes d'huile d'olive et les feuilles de menthe ciselées.

Taboulé de chou-fleur de Charlotte

Si vous n'avez pas de robot, hacher le chou-fleur peut vous prendre au moins 15 min, à rajouter au temps de préparation indiqué !

Calories par portion 250	Sucre par portion 5 g	Dont sucres ajoutés par portion 0,5 g

Préparation 10-15 min

Ingrédients pour 2 pers.
1/2 tête de chou-fleur
1/2 concombre
1 barquette de tomates cerises
3 oignons nouveaux
200 g de crevettes cuites
1 grosse poignée de persil
1 grosse poignée de menthe fraîche
1 c. à s. de graines de citrouilles

Pour la vinaigrette
2 c. à s. d'huile d'olive
1 citron pressé
1 c. à s. de vinaigre blanc balsamique
1 gousse d'ail écrasée
Sel et poivre

Instructions
Hacher finement le chou-fleur et les oignons, couper le concombre en dés, les tomates en quartiers. Hacher les herbes et griller les graines de citrouilles à la poêle, à sec, 5 min.
Placer tous les ingrédients de la salade dans un saladier. Préparer la vinaigrette en mélangeant tous les ingrédients.
Ajuster la quantité de citron et de vinaigre si nécessaire.

Poisson à la provençale

Je vous conseille d'utiliser des olives non dénoyautées, elles sont toujours meilleures. Comme poisson, le lieu et l'églefin sont délicieux.

Calories par portion 2450	**Sucre par portion** 3 g	**Dont sucres ajoutés par portion** 0 g

Préparation 15 min

Cuisson 50 min

Ingrédients pour 4 pers.
500 g de poisson blanc d'élevage
1 oignon rouge
1 poivron rouge
1 bulbe de fenouil
25 g d'olives noires
le zeste d'un citron
1 pincée de paprika doux
1/2 c. à c. d'herbes de Provence
Huile d'olive

Pour la sauce
2 avocats mûrs
1 citron pressé
2 brins de basilic frais
2 tomates allongées
Sel et poivre

Instructions
Préchauffer le four à 200 °C (th. 8). Peler l'oignon, enlever les pépins du poivron rouge. Trancher les légumes et les placer sur un plat de cuisson. Ajouter un filet d'huile d'olive, du sel et du poivre. Mélanger et laisser cuire 35 min en remuant de temps en temps.
Pendant ce temps, préparer le poisson. Couper le filet de poisson en 4 et mettre les morceaux dans une assiette. Mélanger le zeste de citron, le paprika et les herbes de Provence puis saupoudrer sur le poisson. Dénoyauter les olives.
Après 35 min de cuisson, retirer les légumes du four et placer le poisson dessus. Ajouter encore un filet d'huile d'olive et les olives. Faire cuire 15 min jusqu'à ce que le poisson soit prêt.
Mixer les avocats avec les autres ingrédients, sauf les tomates. Couper les tomates en petits dés et mélanger doucement avec la crème d'avocat. Assaisonner et servir avec le poisson.

Quinoa arc-en-ciel

Il est si coloré avec la courge, l'oignon rouge et les pépins de grenade ! Le quinoa est une graine, riche en protéines et en fibres. Les proportions sont pour 2 personnes en plat principal ou 4 en accompagnement. Les indications caloriques sont pour l'option « plat complet ».

Calories par portion 400	Sucre par portion 10 g	Dont sucres ajoutés par portion 0 g

Préparation 5 min

Cuisson 10 min

Ingrédients pour 2-4 pers.
100 g de quinoa
1 c. à c. d'huile d'olive
200 g de courge butternut
1 oignon rouge
50 g de feta
1/2 citron confit
1/4 de grenade
20 g d'amandes effilées
2 brins de coriandre
Sel et poivre

Instructions
Préchauffer le four à 200 °C (th. 7).
Peler l'oignon et la courge et les couper en cubes. Les mettre dans un plat de cuisson avec un filet d'huile d'olive, du sel et du poivre. Mélanger et laisser cuire 45 min en remuant de temps en temps.
Rincer le quinoa et le cuire dans 2 fois son volume d'eau salée bouillante pendant 10 min. Égoutter.
Rincer le citron confit et le couper en petits dés. Rouler la grenade sur une table, pour détacher un peu les pépins, la couper en 4, et arracher les pépins.
Couper la feta en dés et griller les amandes effilées dans une poêle à sec pendant 5 min. Mettre de côté.
Dans la poêle, chauffer 1 c. à c. d'huile d'olive, ajouter le quinoa, le citron confit et les légumes rôtis avec leur jus de cuisson. Faire revenir 5 min. Hors du feu, ajouter les pépins de grenade, les dés de feta, les amandes et la coriandre ciselée. Assaisonner et mélanger en douceur.

Salade crue

Pour les amateurs de croquant, une bonne salade de courgettes, carottes, céleri-rave et noix de cajou !

Calories par portion 295	Sucre par portion 8 g	Dont sucres ajoutés par portion 0 g

Préparation 15 min
+ trempage 2-3 h

Ingrédients pour 2 pers.

1 courgette
1 carotte
200 g de céleri-rave
50 g de noix de cajou
100 g tomates semi-séchées à l'huile
Jus et zeste d'un citron
2 oignons nouveaux
1 c. à s. d'huile d'olive
1 poignée de roquette
1 brin de menthe

Instructions

Faire tremper les noix de cajou 2 à 3 h. Tailler en julienne la courgette, la carotte et le céleri-rave. Mettre le tout dans un saladier et arroser avec un peu de jus de citron. Placer les noix de cajou, les tomates, l'huile d'olive, le zeste de citron et le jus restant dans un mixeur. Mixer et ajouter de l'eau si nécessaire pour avoir une consistance semblable à celle de la mayonnaise.

Hacher les oignons nouveaux et les ajouter aux légumes. Ajouter la purée de tomate et de noix et mélanger. Mettre au frais. Juste avant de servir, ajouter une poignée de roquette et de menthe ciselée.

Salade asiatique au riz noir

J'ai utilisé le riz noir pour sa couleur, mais vous pouvez choisir du riz basmati complet. Les fèves d'edamame peuvent être remplacées par des petits pois ou des fèves classiques.

Calories par portion 335 | **Sucre par portion** 5 g | **Dont sucres ajoutés par portion** 3 g

Préparation 5 min

Cuisson 10 min

Ingrédients pour 4 pers.
100 g de riz noir
100 g d'edamame
200 g de crevettes cuites
12 pointes d'asperges ou haricots verts
2 oignons nouveaux
8 gros radis
1 poignée de roquette
1 c. à s. de coriandre fraîche
1 c. à s. de menthe fraîche

Pour la vinaigrette
Zeste et jus d'un citron vert
1/2 c. à c. de miel
1 c. à s. d'huile de sésame
3 c. à s. de sauce soja salée
1 c. à s. de vinaigre de riz
1 c. à s. d'eau
1 c. à c. de sauce au poisson
1 cm de gingembre frais
1 pincée de wasabi (facultatif)

Instructions
Faire cuire le riz noir selon les instructions et laisser refroidir. Déposer dans un saladier.
Les fèves d'edamame doivent être écossées, mais n'ont pas besoin de cuisson. (Il faudra en revanche prévoir une cuisson de 10 min à la vapeur pour les petits pois et 20 min pour des fèves classiques.)
Hacher les oignons, couper les radis en rondelles, ciseler les herbes. Râper le gingembre.
Cuire les asperges à la vapeur 10 min. Couper les asperges en tronçons et les ajouter dans le saladier, avec les fèves d'edamame (ou les petits pois, ou les fèves classiques). Ajouter enfin les crevettes, les radis et les oignons.
Mélanger tous les ingrédients de la vinaigrette : j'utilise un pot de confiture vide que je secoue bien ! Mélanger avec les légumes et le riz dans le saladier.
Mettre au frais. Juste avant de servir, ajoutez les herbes ciselées et la roquette.

Poulet à la harissa et aux légumes rôtis

Un repas très facile à faire, profitez-en ! Vous pouvez préparer des légumes grillés et du poulet supplémentaire à déguster dans une salade pour le déjeuner du lendemain. Vous pouvez aussi utiliser les filets de maquereau : dans ce cas, réduire le temps de cuisson de 10 à 15 min.

Calories par portion 354	Sucre par portion 6 g	Dont sucres ajoutés par portion 0 g

Préparation 15 min

Cuisson 1 h

Ingrédients pour 1 pers.
4 filets de poulet
1 c. à s. de pâte de harissa
Jus et zeste d'un citron vert
1 courgette
1 aubergine
1 poivron rouge
1 oignon rouge
425 g de pois chiches en boîte
2 brins de coriandre
Huile d'olive
Sel, poivre

Instructions
Préchauffer le four à 200 °C (th. 7). Aplatir légèrement les filets de poulet avec un rouleau à pâtisserie. Mélanger la harissa avec le jus et le zeste du citron vert. Verser sur le poulet et laisser mariner pendant 30 min.
Couper la courgette et l'aubergine en morceaux de la taille d'un doigt. Coupez le poivron en lanières, après avoir enlevé ses pépins et les parties blanches. Hacher l'oignon. Peler la patate douce et la couper en cubes de 2 cm. Mettre les légumes dans un plat de cuisson et ajouter un peu d'huile d'olive. Assaisonner et mettre au four 35 min. Après ce délai, placer le poulet sur les légumes et laisser cuire encore 25 min. Égoutter les pois chiches et les ajouter à la préparation 5 min avant la fin du temps de cuisson. Vérifier que le poulet est bien cuit au cœur. Servir avec la coriandre ciselée.

Steak simplement bon et salade aux fines herbes

La sauce soja sucrée contient plus de 50 % de sucres ajoutés, donc préférez-lui la sauce soja salée ! En accompagnement, essayez les frites maison au four : coupez les pommes de terre (avec leur peau) en grandes tranches, ajoutez un filet d'huile, mettez-les sur une plaque de cuisson et enfournez pour 50 min en les tournant de temps en temps.

Calories par portion 200	Sucre par portion 3 g	Dont sucres ajoutés par portion 1 g

Préparation 10 min

Cuisson 10 min

Ingrédients pour 2 pers.
2 tranches filet de bœuf
(125 à 150 g chacune)

Mélange d'épices
1/2 c. à c. de graines de cumin
1/2 c. à c. de poudre de poivre de Cayenne
1 pincée de cannelle
1/2 c. à c. de graines de coriandre
Sel et poivre

Salade aux fines herbes
1 grande poignée de feuilles de salade
1 brin de basilic
1 brin de persil
1 brin de coriandre
20 g de pignons de pin

Vinaigrette
2 c. à s. d'huile d'olive
1 c. à s. de vinaigre balsamique
1/2 c. à s. de sauce soja

Instructions
Retirer les filets de bœuf du réfrigérateur. Mixer tous les ingrédients du mélange d'épices ensemble (j'utilise un pilon et un mortier) et le frotter avec vos doigts sur les deux côtés de la viande. Laisser reposer à température ambiante 10 min. Mélanger tous les ingrédients de la vinaigrette, sans ajouter de sel, car la sauce de soja est déjà salée.
Passer les pignons 5 min à sec dans une poêle pour les dorer légèrement. Placer les feuilles de salade et les herbes dans un saladier. Ajouter les pignons de pin grillés.
Faire chauffer une poêle à feu vif, ajouter un petit filet d'huile d'olive et faire cuire les steaks pendant 1 à 3 min de chaque côté selon votre goût. Retirer du feu et laisser reposer à nouveau 5 min avant de servir avec la salade et la vinaigrette.

Canard au wok

La recette est plus légère sans la sauce soja sucrée. Vous pouvez servir ce plat avec un bol de riz complet ou des nouilles soba.

Calories par portion 210	Sucre par portion 4 g	Dont sucres ajoutés par portion 2 g

Préparation 20 min

Cuisson 10 min

Ingrédients pour 2 pers.
250 g d'aiguillettes de canard
1 cm de gingembre frais
zeste et *jus de 1/2 orange*
1 c. à s. de sauce soja sucrée
1/2 c. à c. de cinq épices en poudre
1 c. à c. de mirin (ou le jus d'un demi-citron vert)
1 c. à c. de vinaigre de riz

Accompagnement
1 c. à c. d'huile de colza
1 échalote
1/2 cm de gingembre frais
1 gousse d'ail
1/2 poivron
1/2 courgette
6 feuilles de chou chinois
50 g de pousses de soja
1 c. à c. d'huile de sésame
10 g de graines de sésame
2 brins de coriandre

Instructions
Hacher le gingembre. Mélanger le jus et le zeste d'orange, la sauce soja, la moitié du gingembre, les épices, le mirin et le vinaigre de riz. Placer les aiguillettes dans la marinade et les laisser reposer pendant la préparation des légumes.
Hacher l'échalote, trancher très finement l'ail, couper en lanières la courgette, le poivron et les feuilles de chou chinois. Laver les pousses de soja.
Chauffer une poêle ou un wok à feu vif. Retirer le canard de sa marinade, et le faire revenir 2 min de chaque côté. Mettre de côté.
Dans la même poêle, chauffer l'huile, ajouter l'échalote avec une pincée de sel. Faire revenir 2 min, puis ajouter le reste du gingembre, l'ail, le poivron et la courgette. Faire cuire 2 à 3 min, puis ajouter le chou et les pousses de soja. Ajouter la marinade et l'huile de sésame. Laisser encore 2 min sur le feu.
Couper le canard en grands morceaux et mélanger avec les légumes. Ajouter plus de sauce soja si vous le souhaitez. Saupoudrer avec les graines de sésame et la coriandre ciselée.

Poisson pané léger

La panure habituelle est faite de pain blanc. Celle-ci contient plus de protéines, de fibres et a tellement meilleur goût ! On peut aussi utiliser du poulet ou du saumon.

Calories par portion 340	**Sucre par portion** 2 g	**Dont sucres ajoutés par portion** 0 g

Préparation 15 min

Cuisson 20 min

Ingrédients pour 4 pers.
25 g de graines de courges
150 g de pain complet
25 g de parmesan ou de comté
le zeste d'un citron
1/2 c. à c. d'herbes de Provence
Sel et poivre
2 ou 3 œufs
4 filets de poisson blanc
de 125 à 150 g chacun

Instructions
Préchauffer le four à 200 °C (th. 8).
Mettre les pépins de courges dans un robot et mixer jusqu'à avoir une poudre en gros morceaux. Mettre dans un bol.
Mixer le pain en chapelure et mettre dans le même bol.
Râper finement le fromage et l'ajouter au mélange, avec les herbes et le zeste de citron. Assaisonner.
Dans un autre bol, battre les œufs.
Graisser un plat de cuisson avec un peu d'huile, s'il n'est pas antiadhésif. Tremper le poisson dans l'œuf, des deux côtés, et puis dans la chapelure sur les deux côtés également.
Mettre le poisson au four 15 à 20 min (en fonction de l'épaisseur des filets). Servir avec du ketchup maison.

Ketchup maison

Le ketchup du commerce contient 10 g de sucres ajoutés pour 1 portion de 40 g de sauce. Aïe, aïe, aïe !

Calories par portion 33	Sucre par portion 3 g	Dont sucres ajoutés par portion 1 g

Préparation 10 min

Cuisson 1 h 10

Ingrédients pour 10 parts
400 g de tomates pelées en boîte
2 échalotes
1 branche de céleri
2 gousses d'ail
100 g tomates demi-sèches à l'huile égouttées
1 c. à c. d'herbes de Provence
1 c. à c. de vinaigre de Xérès
1 c. à c. de sucre brun

Instructions
Hacher les échalotes et le céleri. Écraser les gousses d'ail.
Dans une grande casserole, faire fondre les échalotes 3 à 4 min dans 1 c. à s. de l'huile des tomates séchées, à feu doux, en remuant et en surveillant pour qu'elles ne brunissent pas. Ajouter le céleri et poursuivre la cuisson 5 min.
Ajouter les tomates en boîte, les tomates séchées et l'ail. Laisser cuire 1 h à feu doux, jusqu'à ce que la sauce devienne épaisse, en mélangeant régulièrement.
Hors du feu, ajouter le vinaigre et le sucre.
Mettre dans un grand pot à confiture.
Se conserve 1 semaine au frigo.

Brochettes de poulet à l'indienne

Très bon et très facile. Vous pouvez faire mariner le poulet la veille ou le matin. Pour vous rendre la vie plus facile, vous pouvez aussi utiliser 2 c. à c. de poudre de curry pour remplacer les autres épices. Servir avec un raïta (fait avec du yaourt, du concombre et de la menthe), du riz complet et une salade mixte pour un repas santé.

Calories par portion 163	Sucre par portion 1g	Dont sucres ajoutés par portion 0 g

Préparation 10 min + marinade 2 h

Cuisson 7 min

Ingrédients pour 4 pers.
4 filets de poulet

Marinade
150 ml de yaourt nature
1 gousse d'ail écrasée
1 c. à s. d'huile (de coco par exemple)
1/4 c. à c. de curcuma
1 c. à c. de cumin en poudre
1/4 de c. à c. de piment en poudre
1 c. à c. de coriandre en poudre
1 c. à c. de garam masala (facultatif)
1 c. à c. de paprika
Jus d'un citron vert
Sel et poivre
2 citrons verts

Instructions
Couper chaque filet de poulet dans le sens de la longueur, entre 3-4 pièces. Mettre dans un bol.
Écraser l'ail.
Mélanger tous les ingrédients pour la marinade. Assaisonner. Verser sur le poulet. Laisser mariner au moins 2 h.
Prendre 4 brochettes et piquer les morceaux de poulet. Faire chauffer une poêle à feu moyen avec un filet d'huile et déposer les brochettes dans la poêle. Laisser cuire 2 min de chaque côté, baisser le feu un peu et cuire encore 3 à 5 min chaque côté.
Servir avec une moitié de citron vert dans chaque assiette.

Moules à la thaïe

Très bon avec un bol de riz au jasmin (difficile de le trouver en riz complet !). Bon aussi avec des nouilles, style soba.

Calories par portion 255	Sucre par portion 4 g	Dont sucres ajoutés par portion 0 g

Préparation 20 min

Cuisson 10 min

Ingrédients pour 4 pers.
1 c. à s. d'huile d'olive
2 échalotes
3 gousses d'ail
1 cm de gingembre frais
1 tige de citronnelle
1/2 piment rouge
400 g de lait de coco en boîte
200 ml de bouillon (1/2 cube)
1 c. à s. de sauce de poisson
Jus et zeste d'un citron vert
2 kg de moules
2 grandes poignées de pousses d'épinards
4 brins de coriandre
Sel et poivre

Instructions
Laver et préparer les moules. Hacher les échalotes et l'ail. Dans une casserole, les faire revenir dans l'huile pendant 2 min.
Râper le gingembre et hacher le piment.
Peler la tige de citronnelle et ne garder que les 6 à 7 cm les plus tendres.
Ajouter le gingembre, la citronnelle et le piment rouge dans la casserole et bien mélanger. Ajouter le bouillon, le lait de coco et la sauce de poisson.
Verser les moules dans la casserole. Saler et faire cuire 10 min, jusqu'à ce que les moules s'ouvrent. Jeter les moules restées fermées.
Ajouter les épinards, le jus de citron vert et la coriandre ciselée. Mélanger et servir.

Agneau au citron et au tahini

Délicieux avec du couscous complet et une salade à la feta et aux tomates. Laissez l'agneau mariner la veille, c'est encore meilleur !

Calories par portion 300	Sucre par portion 1 g	Dont sucres ajoutés par portion 0 g

Préparation 5 min + marinade 5 h

Cuisson 20 min

Ingrédients pour 4 pers.
4 côtelettes d'agneau

Marinade
1/4 de citron confit
3 brins de romarin frais
8 filets d'anchois
2 gousses d'ail
1 c. à s. d'huile d'olive
Sel et poivre
1/2 citron pressé

Sauce
25 g de tahini (purée de sésame)
25 ml d'eau
Jus d'un citron
1 gousse ail
2 brins de persil frais
50 g de yaourt grec
Sel et poivre

Instructions
Commencer par préparer la marinade : hacher le citron confit, le romarin, les anchois. Écraser les gousses d'ail. Mélanger ces ingrédients avec les autres éléments de la marinade. Assaisonner. Verser sur l'agneau et laisser le mariner au moins 5 h. C'est une marinade épaisse, donc n'hésitez pas à utiliser les mains pour bien en recouvrir l'agneau !
Préparer la sauce en mélangeant tous les ingrédients ensemble.
Préchauffer le four à 180 °C. Placer les côtelettes sur une plaque de cuisson et faire cuire 15 à 20 min en tournant à mi-cuisson.
Servir avec la sauce tahini.

Burger du carnivore

Comment faites-vous un hamburger sain ? D'abord, en ne servant pas de frites avec ! Ensuite, en le servant sans le petit pain blanc.

Calories par portion 180	Sucre par portion 2 g	Dont sucres ajoutés par portion 0 g

Préparation 10 min + repos 30 min

Cuisson 10 min

Ingrédients pour 6 pers.

500 g de bœuf haché
3 oignons nouveaux
75 g de chapelure de pain complet
25 g de parmesan ou de comté râpé
1 pincée de piment
1 pincée de paprika
1/2 c. à c. de moutarde de Dijon
2 brins de persil
1 petite courgette
1 petit œuf
Huile d'olive
Sel et poivre

Instructions

Hacher les oignons, râper la courgette, ciseler le persil. Mélanger tous les ingrédients – j'utilise mes mains ! Former 6 burgers. Mettre au frais au moins 30 min.

Chauffer une poêle à feu vif, et ajouter les burgers. Laisser cuire 2 min de chaque côté puis baisser le feu et cuire encore pendant 2 à 3 min de chaque côté, jusqu'à ce qu'ils soient cuits à votre goût.

Burger du végétarien

J'adore les burger avec du guacamole et une sauce tomate ou de la salsa, servis sur une tranche de pain au levain grillé et une grande salade...

Calories par portion 310	Sucre par portion 3 g	Dont sucres ajoutés par portion 0 g

Préparation 10 min + repos 30 min

Cuisson 10 min

Ingrédients pour 4 pers.
3 brins de menthe fraîche
2 brins de persil frais
125 g de pistaches ou d'amandes blanches
200 g de pois chiches cuits
1/2 c. à c. de cumin moulu
1 gousse d'ail
1/2 oignon rouge
1 petit œuf
2 c. à s. de farine de blé entier
1/2 c. à c. de levure
50 g feta
Sel et poivre

Instructions
Écraser l'ail. Hacher l'oignon. Placer les herbes dans un robot et mixer jusqu'à ce qu'elles soient finement hachées. Ajouter les noix et mixer pendant encore 10 à 20 s. Ajouter tous les autres ingrédients, sauf la feta, et bien mélanger. En douceur, ajouter la feta. Assaisonner.
Former 4 burgers. Saupoudrer avec plus de farine si nécessaire : il est normal que la pâte soit un peu collante ! Mettre au frais au moins 30 min.
Chauffer une poêle à feu vif, et ajouter les burgers. Laisser cuire 2 min de chaque côté puis baisser le feu et cuire encore 2 à 3 min de chaque côté, jusqu'à ce qu'ils soient cuits à votre goût.

Desserts santé

Ces recettes n'utilisent pas de sucre blanc, et le minimum possible de sucre brun, de miel et de sirop d'érable. Il est aussi possible d'utiliser du xylitol et du stévia. À vous de jouer!

Fraises balsamiques

Très bon servi avec du mascarpone mélangé à de l'extrait de vanille (1/2 c. à c. pour 250 g de mascarpone).

Calories par portion 50	Sucre par portion 7 g	Dont sucres ajoutés par portion 1 g

Préparation 10 min
+ repos 10 min

Ingrédients pour 4 pers.
500 g de fraises
1 c. à s. de vinaigre balsamique
2 brins de menthe fraîche

Instructions
Enlever les tiges et couper les fraises en deux. Mettre dans un joli saladier.
Verser le vinaigre balsamique sur les fraises et mélanger en douceur.
Saupoudrer avec la menthe ciselée et laisser mariner 10 min.

Crumble healthy

Lorsque vous devez utiliser les zestes d'un agrume, achetez-les non traités, et bio de préférence.

Calories par portion 240	Sucre par portion 17 g	Dont sucres ajoutés par portion 4,5 g

Préparation 15 min

Cuisson 40 min

Ingrédients pour 6 pers.
75 g de flocons d'avoine
75 g de farine de blé complet
55 g de beurre
2 c. à s. de sirop d'érable
1 c. à c. de cannelle
500 g de pommes
50 g de raisins secs
1 c. à c. de beurre
Jus d'une orange

Instructions
Préchauffer le four à 210 °C (th. 7).
Faire fondre le beurre et le sirop d'érable dans une casserole. Placer la farine, les flocons et la cannelle dans un bol.
Dès que le beurre est fondu, en garder de côté 1 c. à c. pour mélanger avec les fruits, et verser le reste dans le bol.
Mélanger l'ensemble (c'est plus facile avec les doigts !) jusqu'à ce que vous ayez formé une pâte grumeleuse.
Peler, évider et découper les pommes en cubes grossiers, les répartir dans un plat allant au four, napper avec le jus d'orange et le beurre fondu. Répandre les raisins dessus.
Répartir la pâte au-dessus des pommes de façon à les recouvrir. Mettre au four 30 à 40 min.

La salade de fruits tropicaux

On a accès aujourd'hui à tant de fruits qu'il est dommage de toujours prendre la même variété ! Je vous mets au défi d'essayer un fruit exotique chaque semaine. On a besoin d'un couteau bien aiguisé pour la préparation de l'ananas.

Calories par portion 165 | **Sucre par portion** 20 g | **Dont sucres ajoutés par portion** 0 g

Préparation 15 min

Ingrédients pour 8 pers.
1 ananas
1/2 papaye
1/2 grenade
1/8 piment frais (facultatif)
Jus d'1/2 citron vert
2 brins de menthe

Instructions
Préparer l'ananas : couper le bas pour préparer la base et faciliter l'épluchage. « Scalper » l'ananas à la naissance des feuilles. Enlever la peau et retirer les « yeux » avec un couteau. Une fois cette opération terminée, trancher l'ananas en deux. Couper chaque moitié en deux au niveau du bois central. Trancher finement et disposer dans un plat.
Préparer la papaye : à l'aide de la cuillère, enlever, puis jeter les graines noires situées au centre du fruit. Passer sous l'eau froide pour éliminer les dernières graines et la pulpe un peu abîmée qui risqueraient de donner mauvais goût. Trancher et disposer avec l'ananas (encore plus joli si vous alternez les tranches !).
Enlever les pépins de la grenade avec une cuillère. Les saupoudrer sur l'ananas et la papaye.
Hacher le piment rouge et ciseler la menthe. Saupoudrer le plat avec la menthe et le piment rouge, arroser de jus de citron vert.

Dip de dattes à la ricotta

Servir avec un plateau de fruits frais comme des figues et des abricots. On aime aussi pour le petit déjeuner !

Calories par portion 266	Sucre par portion 13 g	Dont sucres ajoutés par portion 1 g

Préparation 5 min

Ingrédients pour 4 pers.
3 dattes medjul
Zeste et **jus d'une orange**
250 g de ricotta
75 g d'amandes effilées
1/2 c. à c. de fleur d'oranger (facultatif)

Instructions
Très facile ! Mixer tous les ingrédients ensemble jusqu'à obtenir une pâte lisse. Disposer dans 4 petits ramequins et mettre au frais.

Glace banane USA

Mes enfants l'adorent ! Je mets de côté toutes mes bananes un peu « noircies » dans le congélateur pour la faire ! Servir avec un saupoudrage de chocolat noir râpé.

Calories par portion 210	Sucre par portion 14 g	Dont sucres ajoutés par portion 0 g

Préparation 10 min

Ingrédients pour 4 pers.
1 banane congelée
1 c. à c. de beurre de cacahuète
2 c. à s. de yaourt grec

Instructions
Mixer tous les ingrédients ensemble jusqu'à obtenir une glace lisse. Manger tout de suite !

Le cheesecake de Charlie

Vous pouvez remplacer le granola maison par du müesli sans sucre, de préférence avec des fruits secs qui le sucreront naturellement !

Calories par portion 340 | **Sucre par portion** 10,5 g | **Dont sucres ajoutés par portion** 4 g

Préparation 10 min + repos 3-4 h

Ingrédients pour 10 pers.

250 g de granola (voir recette p. 122)
5 c. à c. de miel
30 g de beurre
250 g de mascarpone
250 g de Kiri ou de Saint-Moret
le zeste de 2 citrons
4 blancs d'œuf
4 kiwis
125 g de groseilles

Instructions

Pour le fond : faire fondre le beurre et 1 c. à c. de miel dans une petite casserole à feu doux. Mixer le granola dans un robot pour avoir une pâte grumeleuse.
Verser le beurre sur le granola, étaler dans un moule à cake (20 à 25 cm de diamètre) et appuyer fermement. Mettre au congélateur 15 min.
Battre le mascarpone, le Kiri, le miel et les zestes de citron dans un saladier.
Dans un autre, battre les blancs en neige ferme. Les ajouter délicatement dans le mélange au fromage à l'aide d'une spatule.
Verser sur la base en étalant avec douceur. Mettre au frais pendant 4 à 5 h.
Juste avant de servir, préparer les fruits : peler et trancher en rondelles les kiwis. Laver et égrapper les groseilles. Disposer les fruits au-dessus du cheesecake, ou servir à côté.

Mousse au chocolat

Un délice vraiment léger ! L'astuce est d'avoir tous les ingrédients à la même température, donc sortir les œufs du frigo 2 à 3 min avant de commencer !

Calories par portion 105	Sucre par portion 4 g	Dont sucres ajoutés par portion 3 g

Préparation 10 min
+ repos 3-4 h

Ingrédients pour 4 pers.

50 g de chocolat noir à 70 %
le zeste d'une 1/2 orange
4 blancs d'œufs
1 pincée de cannelle
1 c. à c. de beurre ou d'huile
1/2 c. à c. de poudre de cacao

Instructions

Casser le chocolat en petits morceaux et les mettre dans une casserole assez grande. Ajouter le beurre, le zeste d'une demi-orange et une pincée de cannelle. Placer sur feu très doux jusqu'à ce que le chocolat soit fondu.
Battre les blancs en neige ferme, ajouter la poudre de cacao et battre de nouveau pour mélanger. Incorporer délicatement les œufs en neige avec une spatule dans le mélange au chocolat.
Mettre dans 4 ramequins et garder au frais.

Brownie aux patates douces

Cuire tout simplement une petite patate douce environ 40 min jusqu'à ce qu'elle soit tendre, pour ensuite évider la chair.

Calories par portion 295	Sucre par portion 15 g	Dont sucres ajoutés par portion 13,5 g

Préparation 15 min

Cuisson 20 min

Ingrédients pour 10 pers.
100 g de beurre
125 g de chocolat noir à 75 %
200 g de patate douce cuite ou
200 g de purée de citrouille
75 g de sucre rapadura
2 œufs
1/2 c. à c. d'arôme de vanille
100 g d'amandes en poudre
50 g de noix de pécan
Sel

Instructions
Préchauffer le four à 180 °C (th. 6).
Faire fondre le beurre et le chocolat noir dans une casserole à feu très doux.
Pendant ce temps, battre la chair de la patate douce ou la purée de citrouille avec les œufs, le rapadura et les amandes. Ajouter le chocolat fondu, mélanger en incorporant les noix de pécan et une pincée de sel. Verser dans un moule de cuisson graissé (20 x 20 cm) et mettre au four 20 min en surveillant, pour ne pas trop faire cuire.

Pudding de riz

J'adore ce grand classique. S'il vous en reste, c'est bon aussi le lendemain matin. Il a une teneur en sucre beaucoup moins élevée que les céréales industrielles de petit déjeuner!

Calories	Sucre	Dont sucres ajoutés
par portion 217	par portion 15 g	par portion 7 g

Préparation 10 min
+ trempage 4-5 h

Cuisson 40 min

Ingrédients pour 6 pers.
200 g riz rond, complet
500 ml lait entier
200 ml lait de coco
40 g de rapadura ou de sucre brun
1 bâton de cannelle
50 g de pruneaux (facultatif)

Instructions
Laisser tremper le riz 4 à 5 h ou la nuit précédente – cela réduit le temps de cuisson.
Égoutter le riz et le mettre dans une casserole avec les deux laits, le sucre et le bâton de cannelle.
Mettre à feu moyen, porter à ébullition puis baisser le feu. Couvrir et laisser cuire 20 à 30 min en remuant de temps en temps (ajouter plus de lait si besoin).
Enlever le bâton de cannelle.
Couper les pruneaux en petits morceaux et les mélanger avec le riz.

Flan aux fruits rouges

En fonction de la saison et de vos envies, mélangez myrtilles, cassis, framboises, mûres...

Calories par portion 180	Sucre par portion 14,5 g	Dont sucres ajoutés par portion 8 g

Préparation 10 min + repos 30 min

Cuisson 30-40 min

Ingrédients pour 4-6 pers.
400 g de fruits rouges
40 g de farine complète
50 g de sucre brun
3 œufs
1 c. à c. d'arôme de vanille
200 ml de crème liquide
150 ml de lait entier
10 g de beurre

Instructions
Laver et égrapper les fruits. Les verser dans un saladier, saupoudrer de 10 g de sucre, mélanger et laisser macérer 30 min.
Préchauffer le four à 165 °C (th. 5-6). Beurrer un plat à gratin.
Faire fondre le beurre. Dans un saladier, mettre le reste du sucre, les œufs, la farine, la crème liquide, le lait, le beurre et l'arôme de vanille. Mélanger.
Égoutter les fruits, les répartir au fond du plat. Verser le mélange par-dessus et enfourner le plat pendant 30 à 40 min.
Servir tiède ou froid.

5

Pour ne pas craquer

Ce chapitre va vous permettre de tenir bon et de garder le moral quand vous pensez que vous n'y arriverez pas, que vous avez trop envie de sucre.

COURAGE, TENEZ BON !

Vous étiez très déterminé, mais vous sentez maintenant votre enthousiasme fondre ?

Pour vous remotiver, souvenez-vous des raisons qui vous ont poussé à vous intéresser à ce livre (ce qui me donne l'occasion de vous dire un grand merci !) : **vous voulez en savoir plus sur l'effet du sucre pour votre poids, pour votre santé et pour celle de votre famille.**

Si vous voulez augmenter vos chances d'escalader les montagnes comme un chamois et de battre vos petits-enfants aux jeux vidéo une fois la cinquantaine dépassée, vous avez raison de vouloir commencer dès aujourd'hui à réduire votre consommation de sucre.

Cela dit, ce n'est pas une course ou une compétition, et il n'y a pas d'examen de fin d'année « sans sucre ». Craquer de temps en temps n'est pas un problème dans l'absolu !

Et voici quelques astuces imparables pour résister aux situations critiques…

Vous avez envie d'avaler 3 paquets de biscuits en rentrant chez vous ?

Dans la plupart des cas, les envies de sucre n'ont rien à voir avec l'appétit et tout à voir avec nos émotions. Voici trois règles d'or pour les arrêter net.

Posez-vous pendant une minute

C'est une question de conscience de soi et de son corps, un sujet qui mériterait un livre à lui tout seul ! Mais pas de fatalité, on peut apprendre à reconnaître cette faim trompeuse : la faim émotionnelle arrive de façon très subite et ne cesse pas lorsque l'on mange, d'où cette impression de faim constante.

Quand vous réalisez que vous vous dirigez, en mode automatique, vers la cuisine, la boulangerie, le distributeur de sucreries, faites cet exercice.

Arrêtez-vous tout de suite et ne bougez plus pendant une minute. Qu'est-il en train de se passer ? Parfois cette minute suffit à nous faire prendre conscience que nous n'avons pas faim, mais que nous sommes en réalité en colère, triste, fatigué, stressé...

Si cette astuce vous a arrêté dans votre quête de sucreries, qui était donc émotionnelle, voici quelques idées pour vous sentir mieux sans passer par la case « je mange ».

Pour vous mesdames

Vous êtes-vous déjà demandé pourquoi votre corps semble vous demander plus de sucre et de glucides certains jours du mois ? La semaine précédant les règles, le taux de sérotonine diminue. La sérotonine est ce neurotransmetteur qui nous fait « nous sentir bien », ce qui peut expliquer une certaine « irritabilité régulière ». Les sucres et les glucides font augmenter le taux de sérotonine.
Est-il possible tout de même d'augmenter notre taux de sérotonine sans sucre ? Oui, en consommant des glucides lents à chaque repas la semaine précédant les règles et en augmentant en parallèle l'exercice physique et les balades au grand air. Les aliments riches en sérotonine sont les œufs, les bananes, la dinde et le chocolat noir (pas trop... je vous vois venir !).

Vous vous sentez :

• triste ou seul : appelez un ami et organisez une sortie à une date précise ;
• en colère ou stressé : faites un peu de sport ou allez prendre l'air ;
• fatigué, épuisé : prenez un long bain ou une douche, regardez un programme télé qui ne demande aucun effort et allez vous coucher tôt.

Imaginez que vous êtes filmé

Revenons à nos 3 paquets de biscuits. Vous avez déjà remarqué que c'est quelque chose que l'on ne fait que quand on est seul ? Le feriez-vous devant votre famille ou vos amis ? Beaucoup moins ! Nous attendons en général d'être isolé pour nous précipiter vers les armoires de gâteaux et autres sucreries. C'est un peu comme si notre subconscient nous disait que ce que nous voulons faire n'est « pas bien » et qu'il faut donc se cacher. On se sent donc encore plus seul et encore plus coupable après avoir avalé nos 3 paquets de biscuits.

Je vous propose donc deux scénarios ludiques : la téléréalité ou la pub.

La téléréalité
Lorsque vous êtes tenté, dites-vous qu'une caméra est cachée derrière un mur et que la France entière va vous voir en train d'avaler des tablettes de chocolat, des paquets de bonbons ou de biscuits...

La pub
Mangez de façon très lente et séductrice, en souriant et en vous léchant les lèvres, comme si vous étiez en train de tourner le genre de pub où manger un yaourt conduit au 7e ciel... Manger plus lentement vous permettra de mieux contrôler ce que vous avalez et donnera à votre système digestif le temps de réaliser que vous n'avez plus faim. En plus, ce petit jeu de rôle vous aura sans doute fait sourire : et ça aussi, c'est bon pour la santé !

Utilisez une assiette

Si cela ne fonctionne toujours pas, au moins, mettez vos aliments dans une assiette et asseyez-vous pour manger. Une poignée de bonbons, quelques biscuits peuvent se transformer en paquets entiers quand on se sert directement dans la « réserve » et que l'on mange debout devant l'armoire. Mettre les aliments dans une assiette permet à votre cerveau d'enregistrer visuellement les quantités que vous avalez et cela vous aide à manger moins vite.

Votre profil sucré

Scénario 1: vous trouvez impossible de manger un biscuit ou un morceau de gâteau sans fantasmer de tout manger... et en général vous finissez par céder à la tentation et terminez le paquet de biscuits ou le gâteau.
Vous êtes un « passionné » et ce sera plus simple pour vous d'éviter totalement les aliments sucrés au moins au début.

Scénario 2: Vous pouvez prendre une tablette de chocolat, en manger quelques carrés et laisser le reste dans votre frigo pendant plusieurs *Vous êtes un « raisonné » et vous pouvez librement décider de réduire ou supprimer complètement ces types d'aliments.*

Vous avez une vie sociale trop chargée pour éviter le sucre ?

Une alimentation faible en sucre est un mode de vie et non un objectif. Il est possible de gérer les périodes et les évènements lors desquels ce type d'alimentation semble difficile à suivre. Rappelez-vous aussi que 25 g de sucres ajoutés par jour est une moyenne. Un jour où vous consommez plus de sucre peut être compensé par un autre jour de la même semaine avec une absorption très faible ou nulle de sucre…

Les éléments qui rendent ces occasions vraiment compliquées à gérer du point de vue du sucre sont :

- les alcools ;
- les apéros (très riches en sucres rapides) ;
- les desserts (très sucrés).

> Au lieu de faire la fête avec un repas riche en sucre, pourquoi ne pas organiser un anniversaire dans le cadre d'un atelier ou d'un spectacle ? Brisez les codes, et vos invités raffoleront de vos fêtes…

Petite remarque personnelle : il est sans doute plus facile d'accepter de petites quantités plutôt que de refuser de but en blanc, ce qui risque toujours de générer une pression sociale plus forte en retour (voir les conseils spécifiques p. 159 et suivantes). Votre niveau de fermeté sur ce sujet dépend entièrement de vous. Si vous n'avez qu'un ou deux évènements prévus pendant le mois, vous pouvez peut-être y aller plus détendu et moins strict que si vous aviez des sorties prévues tous les soirs.

Stratégie 1 : strict et déterminé

Restez à l'eau gazeuse, raflez les tomates cerises lors de l'apéro et déposez discrètement votre dessert dans l'assiette de votre chéri(e). S'il (elle) suit aussi l'approche faible en sucre de son côté, alors soyez copain avec les enfants de la maison.

Stratégie 2 : équilibré

Un verre d'alcool, 1 ou 2 chips accompagnées de crudités pendant l'apéro et une portion enfant pour le dessert.

Stratégie 3 : complètement relax

On ne compte pas les verres de vin, on dévore tout ce qui arrive à l'apéro, et on se ressert plusieurs fois pendant le dîner et le dessert… Pas recommandé, sauf pour les occasions vraiment exceptionnelles.

Vos collègues apportent sans arrêt des gâteaux et des biscuits ?

En soi, c'est super sympa d'avoir des collègues de travail qui ramènent systématiquement des trucs à manger de leurs vacances ou de leurs voyages d'affaires.

Là aussi, les choix sont souvent limités et vous vous retrouvez devant des sucres rapides que l'on vous dit d'éviter. Même si ces spécialités islandaises ou grecques sont déposées sur votre bureau, vous n'êtes pas obligé de les manger… mais nous comprenons la difficulté.

Les suggestions que vous pourriez faire à vos collègues sont les suivantes :

- lire ce livre ;
- ramener plutôt des fruits ou des noix
- faire le concours de celui qui rapporte le fruit le plus exotique, le plus rigolo, le plus moche, etc.

Fiche pratique

Comment satisfaire mes invités qui viennent dîner?

C'est à votre tour de recevoir. Le dîner doit-il systématiquement se terminer avec un dessert sucré? Dans la section consacrée aux recettes (p. 104 et suivantes), vous trouverez quelques idées de douceurs naturellement très légères et à faible teneur en sucres. Voici aussi quelques suggestions.

- Commencez des **jeux** juste après le fromage de façon à faire oublier le dessert à vos invités.
- Présentez un énorme **plateau de fromage avec des noix et des noisettes**, une grande portion de **salade** et ensuite un **bol de fruits exotiques**. Proposez en prime à vos invités de dessiner des visages sur les fruits pour animer la soirée...
- Présentez des **granitas**, des **sorbets**, des **yaourts nature**, des **fruits frais**.
- Proposez des **brochettes de fruits** à tremper dans une **fondue au chocolat noir**.
- Servez les **desserts en petites quantités** et précisez à vos invités que cela ne pose aucun problème s'ils préfèrent ne pas prendre de dessert.
- Servez des **fruits cuits au four**. Pommes, poires, prunes, avec une pincée de cannelle.

GÉRER LES SABOTEURS ET LES SCEPTIQUES

Bravo, vous avez commencé à appliquer avec succès le programme! Mais vous devez faire face à des commentaires du genre: « Nous avons tous besoin de sucre », « Ce sont les graisses qui font grossir, pas le sucre », etc. Et tout le monde continue à vouloir vous gaver de sucre.

Voici la question à vous poser: feriez-vous confiance à votre meilleur ami (qui est comptable) pour réparer votre plomberie? Demanderiez-vous à votre belle-mère de réparer une prise électrique, sauf à avoir de mauvaises intentions à son égard?

Vous pourriez sans doute suivre leurs conseils de mode. Au pire, vous ferez rire les gens dans la rue. Pourquoi écouter les conseils de personnes qui ne sont pas spécialistes de la nutrition sur un sujet aussi sensible pour votre santé?

Les gens ont tous une opinion, nous sommes en république: ils ont le droit de s'exprimer, mais cela ne signifie pas qu'ils ont raison ou que vous devez suivre leurs conseils.

Comment gérer ceux qui cherchent à vous faire avaler du sucre?

Il faut savoir que, parfois, les personnes qui insistent le plus ont elles-mêmes des problèmes avec leur régime alimentaire... Si vous êtes à l'aise avec ce que vous mangez, vous ne ressentez pas le besoin de mettre d'autres mal à l'aise au sujet de leur alimentation! D'où des situations délicates...

Cela nous est arrivé à tous. Vous sortez avec des amis, un dîner très sympa, vous avez réussi à éviter les plats trop sucrés lors de l'entrée et du plat principal et on vous apporte la carte des desserts. Vous souhaitez passer votre tour, mais vos amis, voire votre chéri(e) vous demandent avec insistance de les accompagner. Pire, dans le cadre d'un dîner chez vos amis, un silence gênant s'établit quand vous dites non à la maîtresse de maison qui vous propose une part de gâteau. Comment gérer ces situations sans être impoli ?

Si vous refusez le dessert, il faut bien entendu le faire avec courtoisie. Un « non » brutal à la maîtresse de maison, ce serait à l'inverse du mode de vie « antitoxique » que vous adoptez en limitant le sucre. Quelques conseils...

L'option facile

— Souhaitez-vous du dessert ?

— Non merci. J'ai tellement mangé de ce délicieux bœuf bourguignon que je n'ai plus de place pour quoi que ce soit d'autre. Le dessert a l'air pourtant fantastique, pourrais-je avoir la recette ?

L'option « culpabilisateurs »

— J'ai fait ce dessert juste pour toi, car je sais que c'est un de tes favoris, tu ne veux pas en prendre juste un morceau ?

— C'est trop sympa, mais là je ne peux vraiment plus rien avaler. J'apprécie énormément l'effort que tu as fait pour moi, pour me faire pardonner. Je peux t'inviter à cette expo ?

L'option « tentateurs »

— Allez, je sais que tu aimes ce dessert, fais-toi plaisir, tu le mérites.

— Merci de penser que je mérite une récompense, je prévois d'ailleurs d'aller faire du shopping demain midi. J'aimerais bien avoir ton avis sur une jupe que j'ai vue, tu serais dispo pour venir avec moi ?

L'option « insistants »

– J'insiste, tu dois goûter cette tarte, j'ai traversé toute la ville pour la ramener de la meilleure boulangerie.

– Merci, mais non, j'ai déjà très très bien mangé.

– Allez, tu ne dois pas passer à côté de ça.

– Non merci, vraiment, mais là, je ne peux plus.

– Laisse-moi mettre un petit morceau sur ton assiette pour que tu puisses au moins goûter. Je suis sûr(e) que tu ne pourras y résister.

– Non merci vraiment.

– Je te sers !

– Non, je ne vais pas pouvoir y toucher. En fait, je ne t'ai pas dit ? J'ai développé une allergie au sucre et si je mange ce dessert, je vais devenir tout vert, me déshabiller et danser sur la table (à varier selon les circonstances).

L'option « faux amis »

– Non merci, le dessert a l'air délicieux, mais je vais passer mon tour.

– Ahhh, je comprends, tu as finalement décidé de faire un régime ? Eh bien, tu en as un peu besoin, en effet.

– Et bien, en fait j'essaie d'éviter le sucre plus pour des questions de santé que pour des questions de poids. Mon niveau de graisses viscérales est très bas et mon tour de taille est dans les normes. Mon niveau de cholestérol est dans la bonne fourchette et mon pouls est celui d'un coureur de marathon. (*Si vous êtes une femme : « J'adore mes courbes, mon mari aussi et d'ailleurs nous faisons beaucoup de sport nocturne pour brûler des calories. » Cela devrait les faire taire...*)

6

Et les enfants dans tout ça?

Des astuces pour limiter la consommation de sucre de vos enfants sans que ça tourne au casse-tête !

VEILLER SUR LEUR ALIMENTATION

C'est le rôle des parents d'être les gardiens et les protecteurs de leurs enfants et de poursuivre cette tâche ingrate et épuisante qui consiste à veiller constamment sur leur alimentation...

Combien de sucre mangent-ils vraiment ?

Il est très important de regarder dans le détail la consommation de sucre de ses enfants. Les statistiques indiquent que 15 % des calories quotidiennes absorbées par les enfants sont des sucres ajoutés et que ce taux est plus élevé encore pour les adolescents (pour rappel, on vise 5 % !). Cela correspond à 15 cuillères à café de sucre avalées de nos jours, en moyenne, par les 6-12 ans...

Comment est-ce possible ? Jetons un œil sur leur journée.

- un bol de céréales : 3 à 4 c. à c. de sucre ;
- du pain avec de la pâte à tartiner au chocolat (15 g) : 2 c. à c. de sucre ;
- un chocolat chaud : 2 c. à c. de sucre ;
- un dessert sucré à la cantine : 2 c. à c. de sucre ;
- un goûter : 4 c. à c. de sucre ;
- un dîner accompagné de ketchup (30 g) : 2 à 3 c. à c. de sucre ;
- un dessert sucré : 2 à 3 c. à c. de sucre.

On a déjà 17 à 20 c. à c. de sucre. Et cela représente une journée basse, c'est tellement facile de manger du sucre...

Mes enfants ne sont pas en surpoids

Comme pour les adultes, on parle ici de santé, notamment à long terme. La consommation excessive de sucre augmente le risque de diabète et de maladies cardio-vasculaires plus tard dans leur vie.

On trouve une autre source d'inquiétude lorsque l'on s'intéresse à la nutri-génétique (un joli terme n'est ce pas ?), une nouvelle science qui étudie les liens entre la nutrition et les mutations génétiques. Il semblerait qu'une alimentation déséquilibrée puisse entraîner des changements dans nos gènes qui seront transmissibles à nos enfants et aux enfants de nos enfants.

Avoir une bonne alimentation dans votre foyer est donc essentiel si vous voulez avoir une descendance avec une santé de guerriers vikings !

Mes enfants font de toute façon beaucoup de sport

C'est très bien, mais cela ne représente pas une excuse ou un laissez-passer vers une alimentation excessive en sucres ajoutés. Les glucides rapides rechargent les batteries aussi bien que du sucre. Un sandwich de beurre de cacahuètes et de pain complet avec une banane, ou une petite quantité de fruits secs constitue la bonne potion pour recharger les batteries du jeune sportif sans lui faire avaler n'importe quoi.

Comment en parler à mes enfants pour qu'ils m'écoutent ?

Nous suggérons de simplement leur expliquer que trop de sucre n'est pas bon pour eux. On peut utiliser beaucoup de variations : les princesses, leur peau de pêche et leurs belles dents blanches peuvent être une bonne source d'inspiration pour les filles, et les garçons pourront s'inspirer de superhéros et de grands sportifs aux régimes alimentaires stricts (ces exemples sont très réducteurs et doivent être évidemment adaptés pour chaque enfant !).

En revanche, ne parlez pas de poids à vos enfants!

C'est vraiment la dernière chose à mentionner dans un environnement ou le « look » a parfois plus d'importance sociale que des valeurs comme le bonheur et la santé. Insistez plutôt sur ces derniers, de façon à ce que vos enfants ne se stressent pas au sujet de leur poids.

Il est très important que les enfants sachent combien leurs parents les aiment exactement comme ils sont, même si parfois on n'aime pas trop leur façon de se comporter ! Et c'est parce que nous les aimons de cette façon que nous voulons les voir grandir et devenir des adultes heureux, épanouis et en bonne santé.

Si vous vous retrouvez dans une situation ou un proche – cela vient souvent de la famille – dit directement à votre enfant qu'il a grossi, intervenez pour prendre la défense de votre enfant. C'est une conversation que cette personne devrait avoir avec vous, pas avec votre enfant.

Et **si vous pensez que votre enfant est réellement en surpoids, placez toute la famille sur un régime alimentaire sain** pour éviter qu'il ne se sente pointé du doigt.

Il est vraiment regrettable que nous vivions dans un monde aussi focalisé sur le poids, l'apparence et le look, une société dans laquelle les

Expérience

Je rencontre beaucoup d'adolescents, mais aussi d'adultes, qui souffrent de boulimie ou d'anorexie, car on leur a dit qu'ils étaient rondelets pendant toute leur enfance. S'assurer que son enfant a une relation saine avec les aliments est un des plus beaux cadeaux que l'on puisse lui faire. De cette façon, il saura apprécier la qualité, la saveur, le goût et le côté équilibré de ses repas.

grands groupes alimentaires poussent autant les produits alimentaires riches en sucres ajoutés vers les enfants. Il nous faudrait plus de publicités avec des équivalents de Cameron Diaz et Ryan Reynolds courant sur une plage en mangeant des brocolis et des framboises !

Dans la plupart des cas, il suffit juste de ralentir la prise de poids des enfants et la croissance fera le reste.

LES 3 RÈGLES D'OR AVEC VOTRE ENFANT

1. Ne diabolisez pas le sucre

Comme avec les adultes, ne faites pas toute une affaire du sucre. C'est juste un aliment parmi d'autres qui doit être mangé en petites quantités.

Le risque, si vous le diabolisez, est que vos enfants le regardent comme le fruit interdit et se ruent dessus à la première occasion. Vous ne voulez sans doute pas voir vos enfants être les seuls collés aux plateaux de bonbons lors des anniversaires de leurs copains d'école – j'avoue que c'est une expérience vécue ! – ou vider des armoires entières de sucreries en une fois lorsqu'ils seront ados.

2. Restez maître chez vous (sans devenir dictateur !)

Qui est l'adulte et pourquoi est-il si difficile de dire non à nos enfants ? Entraînez-vous et vous prendrez rapidement le pli :

— Puis-je avoir ça ?

— Non.

— Oh, mais ces céréales sont super bonnes !

– Non.

– Allez *(regard de cocker)*, je rêve d'avoir ces nouveaux biscuits en forme de « Minecraft ». *(Note de l'auteur : jeu particulièrement addictif pour les enfants de 6 à 25 ans.)*

– Non ! *(Le truc ici est d'être constant et cohérent dans ses réponses et de toujours dire non !)* J'ai décidé il y a longtemps de ne plus acheter ces cochonneries. Je refuse de mettre des aliments pleins de sucres ajoutés dans mon caddie, je préfère faire les gâteaux et les desserts moi-même pour contrôler le niveau de sucre que mon enfant avale

Et les anniversaires ?

Essayez d'inventer d'autres formules qu'un goûter riche en sucre pour fêter cette grande occasion. Une activité dans un musée, un spectacle, etc. pourront détourner les petits convives du sucre. Et pour un goûter quand même festif, voici quelques suggestions :

- un gâteau au yaourt (voir p. 109) ou un brownie au chocolat à faible teneur en sucre (voir p. 168) ;
- un grand compotier de salade de fruits ;
- des fraises fraîches couvertes de chocolat noir à 70 % ;
- de la glace faite maison (réalisée en quelques secondes si vous utilisez un Thermomix) ;
- du pop-corn. De façon surprenante, un snack plutôt bon pour la santé s'il n'est pas recouvert de sucre. Le pop-corn contient plus d'antioxydants et de fibres que la plupart des végétaux ;
- des croque-monsieur en guise de goûter salé ou des pizzas « santé ».

Pourquoi les enfants doivent-ils repartir des fêtes d'anniversaire avec des sacs pleins de bonbons, plutôt que des crayons, des photos ou autre ?

en ma présence. Personnellement, quand mes enfants me demandent s'ils peuvent ajouter des bonbons et des biscuits dans le caddie, je souris et leur réponds : « Bien sûr que tu peux, mais je le déduirai de ton argent de poche. » Croyez-moi, cela a un effet radical.

Alternativement, utilisez la règle des 15 % en leur disant qu'ils peuvent mettre dans le caddie tout ce qui contient moins de 15 % de sucres (En plus, cela les aidera s'ils veulent faire un bac scientifique…).

3. Arrêtez d'utiliser le sucre comme une récompense

Si vous-même utilisez le sucre comme carotte (au lieu d'une vraie carotte) pour vos enfants, il est grand temps d'arrêter. Le sucre ne doit pas être perçu comme une récompense, et plus tôt le message passe, mieux c'est.

Bien sûr, ils peuvent avoir des biscuits 2 ou 3 fois par semaine, mais cela ne doit pas récompenser quelque chose et certainement pas le fait d'avoir fini son plat principal. S'ils ne finissent pas leur plat principal, c'est qu'ils n'ont plus faim et que, du coup, leur repas est fini… Cela n'a rien à voir avec le fait d'être privé de dessert.

Pensez aussi à impliquer vos enfants dans les courses, la cuisine… Apprenez-leur très tôt à choisir les bons aliments et à s'intéresser à la cuisine et à la préparation des repas.

Cela va sans dire, il est bien plus difficile de contrôler ce que les enfants mangent en dehors de la maison : les anniversaires, les goûters chez des amis ou les sorties de classe qui risquent toujours de se transformer en fête du sucre… Contrôler la consommation de sucre de vos enfants à la maison vous permet au moins de vous assurer que leur consommation moyenne demeure raisonnable !

Fiche pratique

Le régime à faible teneur en sucre pour les enfants

Petit déjeuner

Au choix:
Céréales sans sucres ajoutés avec du lait et des fruits
Toast au blé complet avec du beurre de cacahuètes ou du fromage
Compote de fruit (sans sucres ajoutés) ou fruit et un œuf ou un yaourt nature ou fromage blanc (1 c. à c. de miel ou de sucre brun si nécessaire)
Lait ou eau minérale

Déjeuner

Équilibré, avec du yaourt nature ou du fromage blanc en dessert avec 1 c. à c. de sucre ou de miel (si nécessaire)

Goûter

Baguette aux céréales avec 30 g de chocolat noir ou de fromage frais
Fruit frais

Dîner

Pâtes complètes à la sauce tomate, fromage et fruit frais.

Total
4 c. à c. de sucres ajoutés

Fiche pratique

Infos pour les enfants

La proposition de réduire les niveaux de sucres ajoutés à 5 % des apports nutritionnels conseillés (ANC) est la même à 7 ans ou à 77 ans – c'est sans doute une chose à rappeler aux grands-parents qui se font une joie d'acheter bonbons et glaces à leurs petits-enfants quand ils les ont à la maison.

Le souci pour les enfants, ce sont les caries. Les études sont unanimes à ce sujet : la consommation excessive de sucre pendant l'enfance augmente le risque de problèmes dentaires. Vous pensez que vos chérubins ne mangent pas trop de sucre ? Soit ils appartiennent à une toute petite minorité soit vous vous faites des illusions (désolée !). Voici quelques données qui vous feront sans doute réviser votre jugement...

Entre 1 et 5 ans

En moyenne 12 % des calories quotidiennes proviennent des sucres ajoutés. C'est l'équivalent de 36 g ou de 9 c. à c. par jour. Suivre la recommandation des 5 % signifie qu'ils doivent réduire leur consommation de sucres ajoutés à 10 ou 12 g. Soit 2 à 3 c. à c. par jour.

Et pour les bébés ?

Avant l'âge de 1 an, il est recommandé d'éviter totalement les sucres ajoutés pour éviter tout impact sur la santé des dents en formation. On évitera donc les jus de fruits et on vérifiera bien les étiquettes sur les produits laitiers : ceux-ci seront idéalement nature et sans sucres ajoutés.

Entre 5 et 10 ans

En moyenne 15 % des calories quotidiennes proviennent des sucres ajoutés, c'est l'équivalent de 61 g ou de 15 c. à c. par jour. Suivre la recommandation des 5 % signifie qu'ils doivent réduire leur consommation de sucres ajoutés à 12 ou 16 g. Soit 3 à 4 c. à c. par jour.

Entre 10 et 15 ans

En moyenne 16 % des calories quotidiennes proviennent des sucres ajoutés, c'est l'équivalent de 75 g ou de 19 c. à c. par jour. Suivre la recommandation des 5 % signifie qu'ils doivent réduire leur consommation de sucres ajoutés à 25 g. Soit 5 c. à c. par jour.

Conclusion

Le sucre est et demeure... du sucre : il n'est pas mauvais en tant que tel, c'est juste un aliment qu'il faut éviter de manger en grande quantité.

La proposition de réduire notre consommation de sucres ajoutés à un maximum de 5 % de l'ensemble de notre apport de calories quotidien est un défi. D'autant plus que l'on n'arrive déjà pas à limiter nos sucres ajoutés à 10 % de notre apport de calories quotidien.

Nous devrions aussi éviter de consommer les sucres cachés, tous ces sucres qui ont été ajoutés dans certains de nos plats et que nous consommons à notre insu. De nombreuses recherches établissent désormais un lien entre la consommation excessive de sucre et certains problèmes de santé. Même s'il est facile de dire qu'une calorie est une calorie et qu'il suffit que les gens « bougent plus et mangent moins », nous savons qu'une consommation excessive de sucres ajoutés trompe notre corps et ses mécanismes naturels de gestion de la satiété pour déclencher le mécanisme de stockage...

Nous croyons fermement que la réduction de votre consommation de sucres ajoutés, en gardant toute autre chose égale par ailleurs (niveau d'activités physiques, quantité de calories absorbées...) a un effet très important sur votre santé, un effet immédiat et à long terme.

Au final, la décision vous revient et votre santé est entre vos mains. Le but de ce livre était de vous expliquer les « pourquoi » et les « comment » pour vous aider à réduire la teneur en sucre de votre alimentation.

Nous espérons être parvenus à vous faire réfléchir sur ce sujet et surtout à vous motiver pour faire évoluer votre régime alimentaire.

Nous ne prétendons pas que c'est un exercice facile, mais nous espérons vous avoir démontré que les bienfaits pour la santé en valent la chandelle. Un régime à faible teneur en sucre ne doit pas revenir cher ni apparaître comme un nouveau régime à la mode, c'est une approche qui peut être adoptée par tous quels que soient votre âge et votre budget.

Allez-y, vous pouvez y arriver et dire j'ai décroché du sucre !

Table des matières

Table des recettes

Plats no sugar

Plats low sugar

Desserts santé

Fiches pratiques

Achevé d'imprimer en
Pour le compte des Éditions Marabout (Hachette Livre)
58, rue Jean-Bleuzen, 92178 Vanves Cedex
Dépôt légal : mars 2021
ISBN : 978-2-501-15036-1
2983661 – Ed. 01